診療情報による医療評価

DPCデータから見る医療の質

松田晋哉／伏見清秀――［編］

東京大学出版会

Scientific Evaluation of Healthcare Performance
through Standardized Claim Database
Shinya MATSUDA and Kiyohide FUSHIMI, Editors
University of Tokyo Press, 2012
ISBN 978-4-13-060409-3

まえがき

　社会の高齢化とそれに伴う疾病構造の変化，そして医療技術の進歩によりわが国の医療費は増加し続けている．少子高齢化の進行そして日本経済の低迷は，実質的に賦課方式となっているわが国の社会保険制度そのものの持続可能性を危ういものとしている．こうした状況を打開するためには客観的な情報に基づく冷静な議論が必要である．わが国は早くから国民皆保険制度を実現し，保険者が医療に関する詳細な情報を集めているにもかかわらず，長くその十分な活用が行われてこなかった．ICT 先進国である日本において，なぜ医療の情報化が進んでいないのかというのは，諸外国の医療関係者にとっては不思議なことであったようである．

　しかしながら，日本独自の診断群分類である DPC の開発とその一般化，そして電子レセプトの普及により状況は大きく変わりつつある．この 10 年間の試行錯誤の中で，わが国では透明化された医療情報の巨大なデータベースとその活用のための方法論の蓄積が行われてきた．そして，この貴重な知財を用いて，多くの政策研究や臨床研究，そして臨床経済学的な研究などが広く行われるための基盤ができたのである．本書は，この基盤作成に関わって来た研究者によるデータ活用のための「指南書」である．

　第 1 章で今中らが記述しているように，DPC やレセプト情報を用いることで地域レベル，病院レベルでの医療の可視化が，これまでにない精度で可能となった．第 9 章で伏見がさらに詳細に説明しているように，地域レベルでは医療計画策定への応用が第一に考えられる．客観的データに基づいて医療提供体制の評価が可能になったことで，医療資源配置のための課題が明らかになり，さらに重要なこととして，策定した計画の実行状況のモニタリングも可能になったのである．これに第 11 章で小林らが説明している医療の質に関する指標を組み合わせることで，わが国の医療計画の実効性は飛躍的に向上するであろう．そして，河口ら（第 7 章）・野口ら（第 8 章）が説明するように，こうした政策の裏づけとなる医療経済学的な研究も可能になった．このことはわが国の医

療政策の質を大きく向上させる可能性をもっている.

病院レベルでは透明化された情報を基に診療プロセスの可視化が行われ,それを他施設と比較することで医療及び経営の質向上のためのPDCAサイクルを回すことが可能となる.これについては今中(第3章),藤森ら(第4章),桑原ら(第5章),村田ら(第6章)が詳細に説明している.これらの章で説明された内容は他施設においてもすぐに応用できるものとなっている.読者の方にもぜひ実践していただきたい.そして,こうした臨床応用の基本となる臨床疫学的研究の推進について,康永ら(第10章)はDPCデータを例として,アメリカにおける先行事例を参考に詳細に記述している.入院に限られていること,検査データ・画像データなどの臨床情報がないことなど,その活用に関して種々の制限はあるが,いわゆるE/Fファイルで収集されている詳細なプロセス情報を,これだけの規模で国レベルで収集している例は諸外国にはない.したがって,臨床系学会をはじめとする多くの医療関係者がDPCデータの持つ可能性に気づき,その応用に積極的に参加していただければと思う.そのためには第2章で堀口が説明しているデータの収集・蓄積・加工システムを社会的インフラとして整備することが必要であるし,そして何よりも第12章で橋本が強調するように,この大規模データを社会的共通資本として広く活用するための枠組み作りを急ぐ必要がある.橋本が主張するように,利害対立が複雑な医療政策において,合理的な意思決定を行うためには,透明化された客観情報を基に議論することしか方法はない.そのような枠組みがなければ,医療に対する適切な資源配分は困難であり,そしてそれは医療の質低下として国民の厚生水準を大きく損なうことになりかねない.繰り返しになるが医療技術のイノベーションとそれを使う患者(多くは高齢者)の増加により,医療費はさらに膨らんでいく.それを賄うものが税であろうと保険料であろうと,国民が負担するという意味において大差はない.国民に納得して負担してもらうためには,医療の状況に関する客観的な情報が不可欠である.また,その客観性は学術的な知見によって裏づけされるものであろう.

DPCやレセプト情報に代表される大規模診療データベースはまさにこうした活動のために構築されるものである.その意義が広く関係者に認識され,情報が活用されていくことを期待したい.本書の出版がそのための重要な契機に

なることを期待したい．

　なお，本書は「医療と社会」Vol. 20, No. 1 (2010) の「特集：DPC データによる医療サービスの実証分析」をもとに，さらに修正・加筆したものである．本書出版の機会となる場を提供していただいた公益財団法人医療科学研究所の諸氏に深謝する．また，本書出版のための実務にあたって多大なるご協力をいただいた五十嵐裕子さん（医療科学研究所），依田浩司さん（東京大学出版会）のお二人に心よりお礼を申し上げる．

　2012 年 8 月

松田晋哉
伏見清秀

目　次

まえがき　i

第Ⅰ部　標準化診療データの今日的意義

第1章　医療データの標準化——医療の質の向上に向けて
………………………………………………今中雄一・松田晋哉・伏見清秀　3
1. はじめに　3
2. 標準化データのための患者分類体系　4
3. わが国における患者分類体系の開発と応用　6

第2章　日本版診断群分類によるデータベースの構築と病院情報システム…………………………………堀口裕正　15
1. はじめに　15
2. DPCデータの構造　16
3. DPC研究班におけるシステム開発の概況　17
4. 標準的データ構築にむけた現状と課題　26

第Ⅱ部　診療プロセス・医療システムの実証分析

第3章　医療の質の可視化——評価とマネジメントへの展開………今中雄一　35
1. はじめに——医療の質とDPCデータ　35
2. 診療の質の可視化　36
3. 質評価のスコープと質改善のためのシステム　42
4. 診療活動の指標化プロジェクトとマネジメントの展開　47
5. 臨床指標の公表と，経営改善の契機　51
6. おわりに　53

第4章 診療プロセスと臨床評価 …………藤森研司・小林美亜・池田俊也 57

1. はじめに 57
2. 分析事例 58
3. DPCデータを用いた医療の質評価への活用 74
4. 考 案 78
5. 結 論 81

第5章 病院情報システムと診療プロセス分析
…………………桑原一彰・田﨑年晃・副島秀久・岩渕勝好・平川秀紀 83

1. はじめに 83
2. DPCを活用した診療プロセスの時系列分析の事例 84
3. DPCを活用したパス／バリアンス分析と診療支援 91
4. DPCを更に展開するための電子カルテの応用事例 93
5. 医療全体の最適化のための医療情報の活用 97

第6章 プロセスデータを活用した医療評価 ……村田篤彦・松田晋哉 101

1. はじめに 101
2. DPC関連情報とは何か 102
3. 脳梗塞の事例検討 103
4. 急性胆管炎を対象とした診療ガイドラインの順守度の評価 109
5. まとめ 111

第7章 病院の生産効率性と機能 ………河口洋行・橋本英樹・松田晋哉 115

1. はじめに 115
2. 分析方法 119
3. 分析結果 123
4. 考 察 125

第8章 DPC導入と診療の効率化
………………………野口晴子・泉田信行・堀口裕正・康永秀生　131

1. はじめに　131
2. 分析モデル　132
3. データとその特性　136
4. 推定結果　140
5. 考　察　143

第9章 地域医療資源の分析……………………………………伏見清秀　149

1. はじめに　149
2. 分析手法　150
3. 病態別医療圏構造と医療資源の空間的配置に関する検討　152
4. 傷病ごとの医療資源必要量の測定に基づく地域医療資源必要量の推計に関する検討　162
5. まとめ　170

第Ⅲ部　社会資源としての大規模標準化診療データ

第10章 大規模標準化診療データと臨床疫学研究
………………………………………………康永秀生・堀口裕正　175

1. はじめに　175
2. DPCデータベースの概要　176
3. 米国の診療報酬データベースとの比較　177
4. 臨床疫学研究におけるDPCデータベースの位置づけ　179
5. DPCデータを用いた臨床疫学研究の実例　181
6. DPCデータベースを用いた研究のフレームワーク　186
7. 他のデータベースとのリンケージ　187
8. おわりに　188

第 11 章　臨床指標を用いた医療の質のベンチマーク
　　　　　——諸外国とわが国の取り組みから…………小林美亜・池田俊也　191
1. はじめに　191
2. 医療の質評価と臨床指標　191
3. 米国における臨床指標　192
4. 米国を含めた諸外国における臨床指標の活用と成果の動向　203
5. わが国における臨床指標を用いた医療の質評価の現状　203
6. おわりに　205

第 12 章　社会的共通資本としての DPC データ
　　　………………………………………………………橋本英樹・松田晋哉　213
1. はじめに　213
2. 社会的共通資本としての標準データ様式　214
3. 社会的共通資本としての標準データ　217
4. 考察とまとめ　223

索　引　227

第Ⅰ部
標準化診療データの今日的意義

第1章　医療データの標準化
——医療の質の向上に向けて

今中雄一・松田晋哉・伏見清秀

1. はじめに

　社会の高齢化とそれに伴う疾病構造の変化，そして医療技術の進歩と国民の医療に対する要求水準の高まりによって，医療費は増加し続けている．かつてのような高い経済成長率が望めない今日，医療費をどのように適正化すべきかは，先進国に共通の課題である．しかしながら，医療政策の決定には支払い者，患者，サービス提供者などの関係者のそれぞれの利害が複雑にからんでいるために，万人の合意を得られるような改革を行うことはなかなか難しい．関係者間で納得のいく合意を得るためには，その根拠となる情報を共有することが必要である．

　では，その情報はどのようなものであるべきだろうか？　医療政策の目的はあくまで質の高い医療サービスを国民に提供する体制を整備することにある．従って，医療制度改革についての議論の前提として，医療サービスの質を評価するための情報が必要となる．また議論の内容が，医療サービスの質とコストの両方に関わっている以上，臨床的な側面ばかりでなく経済的側面，特に消費者や社会への負担面についても反映するものでなければならない．

　では，医療について絶対的な評価は可能であろうか？　たとえば，多剤耐性菌による院内感染の事例が時々マスコミによって報道される．ほとんどの場合，その論調は院内感染は決して起こってはいけない事柄であり，それを起こした施設は非常に問題があるというようなもので，国民もそのように考えてしまいがちである．しかし現実はそのように黒白をつけられるほど単純なものではない．

　抵抗力の弱い患者が集まっていて，さまざまな病原に対する治療を施しているという医療施設の特徴を考えれば，院内感染の防止に最大限の努力をしたと

しても，院内感染をゼロにすることはしばしば困難である．したがって，評価の指標としては，例えば尿道カテーテル1000本・日あたり何例の尿路感染症が生じているのかというような統計をとり，管理が良好である場合の基準値と比較して，その施設の状況が良いのか悪いのかを判断するというものになる．すなわち，医療の質に関しては，相対的な評価がその中心となるのである．

2. 標準化データのための患者分類体系

この相対評価のためには比較可能な共通の枠組みが必要である．疾患や治療行為に特異的な評価を行う場合でも，それぞれの病態や検査値，臨床的評価の内容を比較可能にするために，明確な定義と様式を用いてデータを収集する必要がある．さらに多岐にわたる症例の特性やサービスの内容を包括しながら，妥当な施設間比較を行うためには，ある程度医療資源投入量が均質でかつ臨床的にも類似した分類体系，すなわち患者分類体系(Patient Classification System；以下PCS)が必要となる．

PCSとは，患者情報(性別，年齢など)，診断・疾患名群，手術・処置群，時にその他の診療情報をも加えて，症例を分類する仕組みである．病名ごと，臨床特性ごと，あるいは手術ごとに，症例群の統計を取ろうとすると，分類の数が多岐にわたりすぎ，それぞれのカテゴリーでは頻度が少なすぎて安定した統計値を得ることができない．小規模の医療機関や小規模の診療科，多様な症例層を抱える診療単位では，個別性に目が奪われすぎて，全体としてデータを活かしきれなくなる．そこで，臨床的な性質や必要医療資源量の近似といった観点から症例をより大きなグループに類型化することで，類型ごとに診療管理や診療パフォーマンスの指標統計が日常的にとれるようになる，というのがPCSの趣旨である．

この目的で開発されたのが，各症例を病名と治療行為(主に外科手術)，さらに合併症の有無などの重症度に関連した情報を用いて分類する，診断群分類(Diagnosis Related Groups：以下DRG)という体系である．その先駆である米国のDRGは，1960年代後半にYale大学のビジネススクールで開発が始まったもので，情報の標準化を通じて診療情報の相対的評価を可能にし，それによって診

療業務管理を促進するためのツールであった(Fetter et al., 1980).

　経済成長の停滞と人口の高齢化による医療需要の増大によって，医療保険制度の財政危機が先進国に共通する問題となった1970年代末，米国が高齢者むけ公的医療保険であるメディケア(Medicare)に導入した診断群分類による包括支払制度は重要なモデルケースとして注目を集めた．DRGはあくまでPCSの1つであり，支払制度を直接意味するものではない．実際，他のいくつかの国でも米国DRGに若干の修正を施し採用している例があるが，必ずしも支払制度とは結びついていない．

　米国メディケアのDRG，すなわちHCFA(米国医療財政局)版DRG(HCFA-DRG)は，症例を外科手術の有無・種類や病名により500程度のグループに分類するものであった．臨床的類似性と資源消費量の類似性に従ってグループ化するもので，その分類アルゴリズムは精緻に示され，分類の信頼性・妥当性を高める努力が重ねられていた．しかし，診療の現場では病名は1万以上はある．しかも同じ病名であっても，種々の重症度・進行度，症例状態，多様な治療法がある．この複雑な集団をわずか500のカテゴリーに集約していることから，類似性がある程度担保されているといっても，実際には同じカテゴリー内に依然として多様な症例が含まれていた．臨床医の立場から見れば，個別性の高い症例を分類するには，HCFA-DRGはあまりに粗い体系であると言わざるをえない．実際，HCFA-DRGをわが国の医療状況に当てはめると，同じカテゴリーの中であっても，診療報酬総額や在院日数のばらつきは極めて大きいことが明らかになっている(今中，1997)．資源消費量の類似性や支払制度への応用を優先するあまり，臨床的な妥当性に疑問が残ることから，わが国の医療保険制度にHCFA-DRGを応用することは，無理があると判断されたのである．

　しかしながら，一定のルールに従って症例を類型化することの意義は失われるものではない．先に述べた通り，病院の診療活動全体に対して，診療パフォーマンスの評価，コスト管理，病院管理に役立つ指標を一病院内において症例ベースで算出するためには，現実的な母数を確保することが必要だからである．それぞれの国や制度の現状に合わせて，より妥当な分類を得るために，分類を改変・精緻化するには，その国のデータを使って，オリジナルの症例分類体系を構築していくことが求められたのである．

3. わが国における患者分類体系の開発と応用

わが国の PCS 開発は，当初米国の DRG を模倣しつつ 1990 年代半ばから始まった．1998 年から初期の分類体系に基づく急性期入院医療の定額払い方式試行が国立病院など 10 病院で開始され（迫井，1999），2001 年度からは厚生労働省の研究事業として日本独自の PCS を作成するためのデータ収集が開始された．2003 年度の包括評価導入は 2002 年度の政策決定とデータ収集に基づくもので，こうして開発された分類は今日，日本版診断群分類（Diagnosis Procedure Combination；以下 DPC）と呼ばれている．付随して導入された支払制度は，手技料等は出来高であるものの逓減性を伴う分類毎日額定額（Per Diem Payment System；以下 PDPS）で，米国 Medicare 等が採用している DRG/PPS（prepayment system）の一入院包括支払とも異なるものである．包括評価や定額支払という支払制度が注目されているが，むしろ，医療におけるマネジメントや制度作りの革新に拍車をかけるポテンシャルを有していることに注目すべきなのである．

わが国において DPC などの情報共通基盤を導入する意義は，いくつか存在する（表 1-1）．

まず第 1 に医療データの標準化を推進することである．診断群分類のためには，病名などの標準コード化とデータセットの様式の標準化が必須である．これは米国の DRG が導入されることで，病名や治療行為の標準コード化が進んだこと，さらに病院情報システムの普及がそれと合わさったことで，急速に病院の情報管理・マネジメントへの応用が進んだことからも明らかである．わが国においても，DPC の導入を契機に全国レベルで大きな進展を見ている．実際の診療データベースを基に多施設比較を行う際には，多施設共通の土台で診療成績の指標化や症例の類型化がなされなくてはならない．その鍵となるのは目的志向のコード体系とデータセットの設計である（今中，1997）．病名や手術などの内容が，日本語で表されていては正確な統計を取りづらい．標準化されたルールでコード化されている必要がある．また多施設間でデータ項目がそろわなくては，共通の指標も算出できない．また情報の標準化は医療評価を進める上で重要であるばかりではない．そうしたシステムから得られる情報を施設内外で比較共有できるようにすることは，管理コストを削減することにもなる．

表 1-1　DPC の意義

1. 医療データの標準化
2. 医療機関別の診療成績に関する指標化・比較の進展
3. 情報公開(臨床指標等)の進展と説明責任の重視
4. 地域における診療実態の可視化
5. 病院マネジメントの強化
6. 原価計算の技術と活用の普及・発展
7. 保険者機能の強化
8. 根拠に基づく医療制度づくりの進展

　DPC は支払制度と結びつくことで，施設側に対して標準化の強いインセンティブを与えることとなり，コード体系と標準データセットが急速に普及することに貢献したのである．

　情報共通基盤を導入する第2の意義は，診療の質や経済性について比較可能な指標を構築するための基盤を与える点である．コード体系やデータ様式の標準化と普及により，多施設間の管理や診療上の指標の比較参照が容易となり，医療の評価・向上と効率化が推進されるのである．ただし，アウトカムの指標は，重症度など症例のリスクプロフィールの違いを考慮しなければならない．

　第3の意義として，共通基盤に基づき，比較可能性の高い指標が得られれば，その情報が公開され社会全体で共有できるようになる．幾つかの国で，多施設において標準化された指標を収集することが実際に進められ，その結果が一般に公開されている．また支払制度との関連も海外各国で見られるようになってきている．わが国においても，在院日数などがすでに実名入りで病院毎に公表されている(DPC 評価分科会資料)．これらの公表データは，次第に消費者への情報提供や病院同士の経営比較分析など一般に広く利用されるようになりつつある．病院は自らのパフォーマンスを消費者・保険者・同業者に対して示し，明確な説明責任を求められるようになってきている．

　第4の意義として，これらの公開データが地域全体としての診療実態を可視化することを可能とした点である．各個別病院での手術や治療ごとの件数を把握することができるようになったことで，診療圏ごとに，病院の機能分担や診療領域ごとの相対的な強み弱みが見えてくるようになる．図 1-1 に示すように，公的統計データ(たとえば患者調査)と組み合わせてやることで，地域全体の診療ニーズに対して，当該病院が特定の疾病・治療行為に果たす役割や，立ち位置

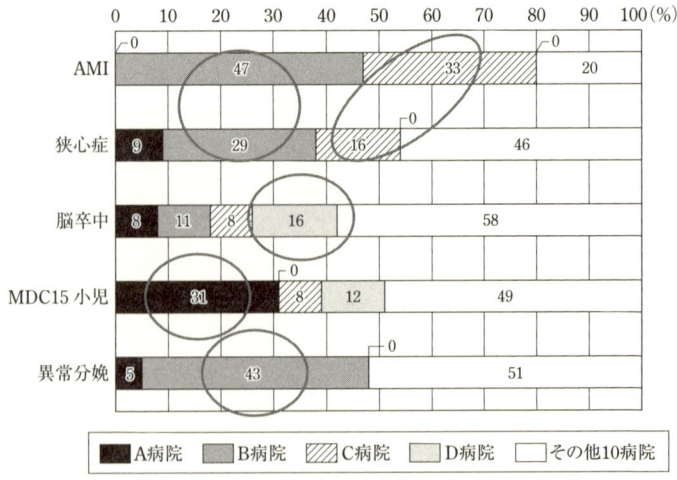

図1-1 二次医療圏における病院ごとの疾病別症例割合

を明らかにできるのである(伏見,2006;2008).DPCが本質的に電子レセプトのプロジェクトであることを考えると,DPCで開発された種々の分析の方法論は電子レセプトそのものの分析に応用可能であり,すでにそうした試みが行われている.たとえばDPCをひな形として地域の傷病構造及び需給ギャップの推計なども可能になったのである(伏見,2006;2008).

さらに,疾病ごとに各拠点病院への時間アクセス範囲と人口分布を,地図上で重ね合わせることにより,その疾患への医療体制について,アクセスを考慮した需給のバランスが見えてくる(図1-2).

情報共通基盤を導入する第5の意義として,データを活用できるIT化の推進がなされるにとどまらず,医療機関内のサブシステムの連携や統合がなされ,さらには業績や費用の数量化に伴いマネジメントが強化される機会ともなる(松田,2005;2011).その1つとして,症例別及び診断群分類別の原価計算の共通基盤作りも進んでおり(今中,2003;Hayashida *et al.*, 2009),診療報酬関連政策や医療機関マネジメントに大きく寄与することが期待される.

マネジメント能力を強化するのは病院組織だけではない.診療報酬請求の電算化に伴い,保険者側で上記のデータ・情報が入手され,評価の指標を手にすることとなり,今後の保険者機能強化の重要な柱となることも期待されるので

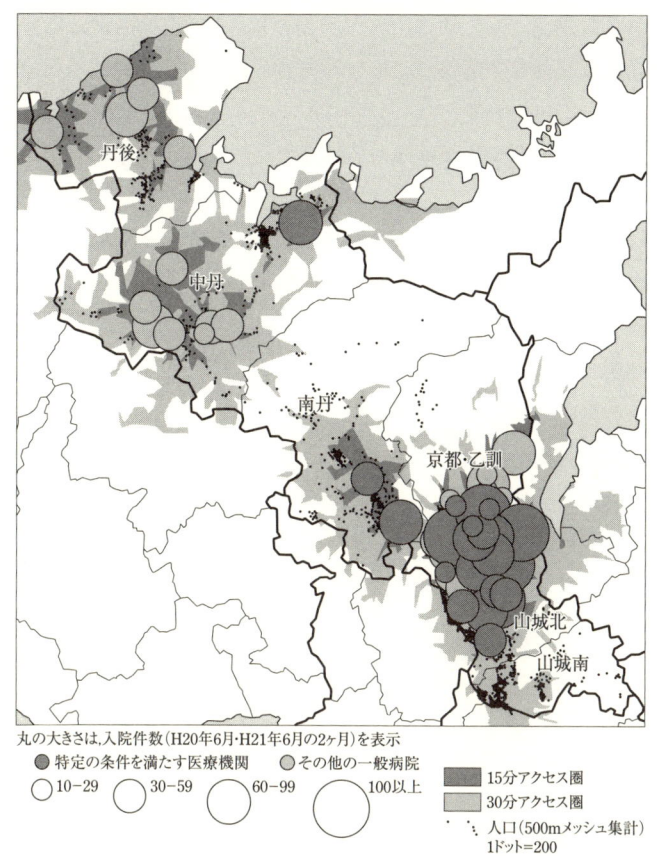

図1-2 急性心筋梗塞拠点病院の時間アクセス範囲と人口分布
出典) 京都府あんしん医療制度研究会報告書(2010)(http://www.pref.kyoto.jp/iryokikaku/).

ある.さらに,標準化情報データによって,地域医療,病院運営での計画性が進展するとともに,政策的評価・立案を科学的データによって検証しつつ進める布石ともなる.

このように,わが国においてもDPCを標準単位とした標準化大規模診療情報システムが導入されたことで,臨床の質に関する指標や,医療経営の状況に関する施設間の比較,さらには地域の医療資源の配分状況の把握が,より高い精度を持って可能になってきている.このことが持つ社会的意義は計り知れな

い．本書の各章が記述しているように，わが国のDPCデータには他国では例を見ない詳細なプロセス情報が収集されているため，臨床研究や医療の質評価を含めた多様な応用が可能となっている．また，診断名を優先させた分類であるため，支払いを別とすれば外来や急性期以後の入院症例にも適用が可能である．

本書では，DPCを中心に，標準化大規模診療情報システムとそれが生み出すデータが，診療の質向上，臨床管理や研究，病院経営，さらには地域医療計画などの幅広い分野にもたらす可能性を示すことを目的としている．

なお，本書で用いられているDPCデータは，以下の4つの研究調査事業を通じて収集蓄積されたものである．

* 平成13-15年度厚生労働科学研究費補助金（政策科学推進研究事業）「急性期入院医療試行診断群分類を活用した調査研究」(H13-政策-034)（研究代表者　松田晋哉）
* 平成16-18年度厚生労働科学研究費補助金（政策科学推進研究事業）「診断群分類を活用した医療サービスのコスト推計に関する研究」(H16-政策-037)（研究代表者　松田晋哉）
* 平成19-21年度・厚生労働科学研究費補助金（政策科学推進研究事業）「包括支払い方式が医療経済および医療提供体制に及ぼす影響に関する研究」(H19-政策-指定-001)（研究代表者　松田晋哉）
* 平成22-23年度・厚生労働科学研究費補助金（政策科学推進研究事業）「診断群分類の精緻化とそれを用いた医療評価の方法論開発に関する研究」(H22-政策-指定-031)（研究代表者　伏見清秀）

以下，特に断りがないかぎり，DPC研究班とは上記の4研究事業を包括的に指している．

以下に続く第2章（堀口）では，どのように標準化データが収集・構築されるのかについて，その技術的側面を明らかにする．続く第3章（今中），第4章（藤森ら），第5章（桑原ら），第6章（村田ら）では，診療の質の可視化や診療プロセス管理に，標準化大規模診療データが果たす役割とその可能性を実際の分析結果を豊富に含めながら示す．第7章（河口ら）と第8章（野口ら）では，医療経済学の観点から標準化大規模診療データを用いた実証分析の例を示すことになる．第9章（伏見）では，標準化大規模診療データを，政策的な評価に応用している．具体的には地域の医療資源配分や消費のパターンを可視化することで，

必要な資源量や適正な配分の在り方を模索するうえで，これらのデータがどのように応用可能か，どこに限界があるかを明らかにする．

米国などにおいては，医療経済学やヘルスサービス研究などが急速に進展し，高度な分析技術を発展させ，さらにはその結果が科学的根拠として実際の政策立案・評価に活かされている．それを可能にしてきたのは，標準化大規模診療データが研究者に対して公開され，研究利用が広く認められてきた点が大きく貢献している．第 10 章(康永ら)では，臨床疫学的な視点から，標準化大規模診療データの応用可能性について実例を含めて議論を展開している．米国においてはすでにメディケアの診療報酬大規模データ(MEDPAR)などが臨床技術やアウトカム評価に応用がなされている．ただし，これらの報酬データは詳細な臨床情報を含んでいない点が，臨床的応用を進めるうえで課題となる．米国ではこうした欠点を，死亡統計やがん登録データなどとリンクすることで克服している．現時点で，どこまでわが国の DPC が臨床疫学的・薬剤疫学的応用に耐えるかについて，この章では検討している．続く第 11 章(小林ら)では，標準化大規模情報を用いてすでに質の管理や支払いへの応用を進めている米国の事例を詳細に紹介するとともに，今後わが国において取り組むべき課題を明らかにする．最後に第 12 章(橋本ら)では，大規模診療データベースが，今日われわれが直面する問題を克服するうえで欠かせない，社会的共通財産となっていることを論じている．政策決定過程を開かれた透明性の高いものにしていくことは，利害対立が複雑な医療・健康・福祉政策において，重要な要件となっている．複雑かつ不確実性が高い状況のもと，入手できる限りベストの科学的根拠を以て，政策の実施効果を判定しながら将来的見通しを探ることが，合意形成を民主的かつ合理的に進めるうえで，必要な条件の 1 つとなっている．一方で大規模データベースを構築し維持するには，技術的・倫理的・経済的な課題を克服しなくてはならない．米国では公的セクターがデータの標準化と収集に大きな役割を果たし，それを広く民間が共有し利用できる仕組みを整えている．日本の現状を比較したうえで，克服すべき課題を考察する．

医療サービスが高度専門化するなか，国民の関心は医療への量的アクセスだけではなく，その質に向けられるようになってきた．また停滞する経済状況と，高齢化による医療ニーズの増大は，医療資源の効率的配分に対する政府・保険

者の関心を高めている．こうした社会情勢のもと，医療サービスはさらなる可視化を求められるであろう．その要求にこたえない限り医療への適切な資源配分の実現は難しい．DPCを始め，標準化大規模診療情報はこのような医療の透明化の大きな流れの中にあることを理解する必要がある．

これだけの規模でDPCのような詳細なプロセスデータが集められている例は国際的にもない．DPCデータ及びそれを応用した電子レセプトのデータは，わが国の貴重な知的財産でもある．高度高齢社会においていかなる医療提供体制を構築すべきかについては，残念ながらモデルとすべき外国の事例はない．なぜならば日本が高齢化のフロントランナーだからである．あるべき社会を議論するためにはその論拠となる研究が必要である．DPCで集積されたデータに多くの研究者がアクセスし，社会科学を含めた多くの研究が可能となる体制の構築が急がれなければならない．研究の蓄積はわが国の将来を考えるうえで重要な基盤となるであろう．本書の内容がこの分野に関心を持つ多くの研究者の参考になれば幸いである．

引用文献

Fetter RB, Shin Y, Freeman J, Averill RF, Thompson JD: Case mix definition by diagnosis related group. Medical Care 18(2)Suppl: 1-53, 1980
伏見清秀編著：DPCデータ活用ブック．じほう，東京，2006
伏見清秀編著：DPCデータ活用ブック第2版．じほう，東京，2008
Hayashida K, Imanaka Y, Otsubo T, Kuwabara K, Kohicih B Ishikawa, Fushimi K, Hashimoto H, Yasunaga H, Horiguchi H, Anan M, Fujimori K, Ikeda S, Matsuda S: Development and analysis of a nationwide cost database of acute-care hospitals in Japan. Journal of Evaluation in Clinical Practice 15(4): 626-633, 2009
今中雄一：医療の効果と経済性の測定基盤――医療評価と定額支払いにおける診療情報管理の展開．病院 56: 942-947, 1997
今中雄一編：医療の原価計算：症例別・診断群分類別コスティングマニュアルと理論・実例．社会保険研究所，東京，2003
松田晋哉：基礎から読み解くDPC第3版――実践的に活用するために．医学書院，東京，2011
松田晋哉編：DPCと病院マネジメント．じほう，東京，2005
迫井正深：急性期入院医療の定額払い方式試行の概要．社会保険研究所，東京，1999
診療報酬調査専門組織各分科会(DPC評価分科会)：厚生労働省関係審議会議事録等：中央社会保険医療協議会　http://www.mhlw.go.jp/shingi/chuo.html#soshiki (2011

年4月20日アクセス）

# 第2章　日本版診断群分類による
データベースの構築と病院情報システム

堀口裕正

1. はじめに

病院サービスを他のサービス産業と比較した場合，その特徴として，
- 多種類のサービスを
- 多様なニーズの患者・消費者に対し
- 異なるタイミングで，もしくは同時並行的に
- 様々な職種・担当部門が連携しつつ

サービスを構築・提供する点があげられる．

　この複雑なサービスを定量的に評価・管理するには，資源利用の類似性に着目したサービスのカテゴリー化が必要となる．その先鞭をつけたのが1970年代にYale大学のビジネススクールの研究グループが開発した診断群分類(Disease Related Group；以下DRG)である(Fetter et al., 1980)．その後各国で同様の分類が開発され，わが国においても2003年にわが国固有の診断群分類としてDisease Procedure Combination(DPC)が開発され，その後改定を繰り返し今日に至っている(Matsuda et al., 2009；松田，2005)．

　病院の経営・診療の質に絶対的基準というものは定義しがたい．常に比較(ベンチマーク)によって相対的な評価を積み上げることが必要となる．すでに第1章で強調したように，DPCを始め診断群分類の本質的機能は，病院間・病院内で比較可能な診療データを構築することにある．そのためには，標準的な様式と標準コードによって比較可能な形でデータが収集されること，そして複数の施設から経年的にデータを蓄積することが求められる．

　もともとわが国の固有の制度として診療報酬点数制度により，医療行為が標準的なコードであらゆる医療機関を通じて，個別詳細に報告されるシステムが存在していたことは特記に値する．一方で病名については国際的基準から見た

場合，標準コードの導入が遅れ，詳細なプロセスデータを比較可能な形で分析することを長年阻んできた．DPC の導入はこの点を克服することで，わが国の診療報酬請求データをベンチマーキングデータとして飛躍的に価値あるものとする契機となったのである．一方で，大量の情報を分析可能な形にするためには，情報処理の効率化・クリーニングやコーディングアルゴリズムの標準化，さらには情報送受信のセキュリティの問題など，新たな技術的課題を克服することが必要となった．

本章では，平成 14 年から DPC 研究班としてわれわれが取り組んできた DPC データの構築整備にあたり，上記の課題に対応するために開発を進めてきたデータ収集ならびに標準的コーディングにかかわる技術的側面について詳細に報告する．

2. DPC データの構造

DPC による支払いを受ける，もしくは受けようとする急性期病院においては DPC データの厚生労働省への提出が必須となっており，すでに 1600 余りの医療機関，病床数では 45 万床以上が DPC データを出力している．提出されたデータは厚生労働省によってひとつのデータベースとして構築され，DPC に基づく支払対象病院の評価や点数改定の基本資料作成などに用いられている[1]．

DPC データは主に退院時に当該患者の患者像を示す「様式 1」と診療報酬算定にかかる医療行為を網羅的に表現した「E/F ファイル」からなるが，そのままデータベースにロードできる極めて分析性に優れた形で様式が整備されていることが特徴となっている．

DPC データベースの「様式 1」には以下のような種々の医療情報が含まれる．

- 医療機関情報：施設コード，開設主体，病床規模
- 患者基本情報：年齢，性別，入退院日，入退院経路，予定・緊急入院の別，救急搬送の有無，在院日数，退院時転帰（死亡退院など）
- 診断情報：診断名，入院時併存症，入院後合併症

・手術情報：手術日，術式，麻酔法

このほかに，必須・非必須項目として臨床情報が付加的に含まれている(化学療法の有無，ADLやがんのTNM分類，疾患重症度など，疾病の部位・病理型など).

一方，「E/Fファイル」は診療行為明細であり，いわばレセプトコンピューター内の診療行為情報が，オーダー入力された日付情報とともに記述されたファイルである．個々の患者について，入院中にオーダーされた検査・処置，使用された薬剤・特定保険医療材料について，その種類・量・実施日付まで同定できる．Eファイルにはオーダー単位で回数，実施日，出来高換算点数が記述され，Fファイルにはその詳細な内容が行為，薬剤，材料の個別単位で数量とともに記述されている(厚生労働省保険局医療課, 2010).

DPCの重要なルールとして，これらのファイルは全国統一の形式で記述され，傷病名は国際疾病分類第10版(ICD-10)，行為・薬剤・材料については厚生労働省の標準コードで記述されなければならない．この統一規格の普及がDPCデータをして全国レベルでの比較分析を可能としている．

3. DPC研究班におけるシステム開発の概況

平成24年度現在，DPC研究班では約1000施設のDPC病院と個別の情報守秘義務契約を交わしたうえでデータ提出の協力を得て，研究を実施している．実際に毎月DPC調査データを研究班に提出いただき，分析に必要な加工を行い研究遂行している．

これだけの医療機関を相手にデータ収集実務を安全・確実に行っていくために，研究班では独自の収集システムを開発して運用をしている．その収集システムは，医療機関でデータを暗号化するシステムとインターネットを通じて送受信を行うシステムの2つのシステムで成り立っている．まず，3.1項でその2つのシステムの内容について記載する．

また，DPCの分析を行うためには，分類が統一規格的にコードされていることが必要不可欠である．各協力病院が振った分類コードは，それぞれの施設の解釈が混じることで，必ずしもその要件を満たさない可能性がある．諸外国では，分類のコーディングを標準化するためのアルゴリズムを政府ないし公的

機関が作成し公開しているが，わが国においてはそうした標準的コーディングアルゴリズムは存在していない．そこで研究班では独自に DPC コーダーの開発・運用も行っている．この DPC コーダーは，研究のみならず，日本のグルーパーソフトの標準としての機能を持たせることを前提として開発を行っている．3.2 項でこの開発について記載することとする．

3.1 DPC データの収集システムの開発
3.1.1 DPC データ暗号化 (復号化) システムの開発

厚生労働省の調査では委託先企業の作成したデータチェック兼暗号化ソフトを利用してデータ収集が行われている．そのソフトウェアで暗号化されたファイルを復号化できるのは厚生労働省だけであり，一切外部に開放されていない．そのため DPC 研究班では，平成 21 年度まで暗号化される前の状態でデータを収集していたが，セキュリティ上問題があった．また協力病院側でも，暗号化されたファイルと暗号化前のファイルが混在し，間違ったファイルを送付するなどのトラブルが起き，管理が複雑になっていた．そこで，研究班に限らず，広く一般に DPC データを安全に収集・管理できるようにするとともに，協力医療機関側の管理負担を軽減することを目的として，誰もが共通に使える暗号化ソフトウェアをオープンソースで開発・公開することとした．

まず平成 21 年度のデータ収集に先駆け，openPGP (公開鍵方式) を利用した暗号化ソフト及び復号化ソフトウェアの開発を行った．医療機関側に配布するソフトウェアについては，暗号化のエンジンは GnuPG (GPL ライセンスに基づくオープンソース) を使用し，医療機関側で使いやすい UI (user interface) を付与した，Windows で動作するソフトの開発を行った．また受け取り機関用のソフトウェアとしての復号化ソフトについては GnuPG を利用できる Windows で機能するソフトウェアを開発，配布した．これと併せて DPC 研究班での情報処理システムに組み込んだ復号化システムも同時に開発した．そうして公開されたものが，ファイル暗号化支援ソフト (Simple and Secure Software for Encryption) (通称 S3E) 及び，ファイル復号化支援ソフト (Simple and Secure Software for Decryption) (通称 S3D) である (詳細は本章末の資料 1 参照)．

本ソフトウェアは，作動の前提となるソフトウェアがライセンスとして GNU

一般公衆利用許諾契約書(GNU General Public License Version 3, 以下 GNU GPL)を採用していたことから,これに準拠することとした.このライセンスは次のような特徴を持つ.
・ソースコードが公開されている
・誰でも自由にプログラムの複製,頒布,改変ができる
・派生するソフトウェアにも GNU GPL を適用しなければならない

上記のソフトウェアを利用して,平成 21 年度及び 22 年度にわたり,約 1000 の協力病院において 18 ヶ月にわたり毎月提供データの暗号化が行われ,それを全て本研究班側で復号化し,研究班としてデータ収集を行ううえで問題なく運用することができた.この実績は,ソフトウェア及びこのシステムの可用性を十分に証明できるものであると考えている.

また,このシステム(及びソフトウェア)はどのような情報であってもデータをセキュアにやりとりを行うのに利用可能なシステムとなっている.なお,このシステムについては,DPC データをやりとりする研究者(研究班)のみならず,デジタルデータの安全な情報収集を行う必要がある研究者にも一般的に利用してもらうことができるものである.

3.1.2 情報受付システムの開発

研究や業務の目的で他の組織から情報を送付してもらう際,安全かつ安価で,大量の情報量に対応できることが望ましい.そこで,上記の目的を満たすべく,クラウド環境を利用しつつ情報収集を行うシステムの開発を行った.送信ファイルについて前述の暗号化ソフトで圧縮・暗号化を各病院において施したのち,インターネット(Cloud 環境)上に用意されたアップロード専用のサイトにアクセスしてもらい,暗号化・圧縮ファイルとレシートファイルをアップロードしてもらったものを受け付けるシステムである(図 2-1).

この際,データの流出等を防ぐために,SSL 暗号化通信経路(HTTPS)を用いてアクセスし,それ以外のアクセス方法ではアクセスできない仕組みとし,アップロードするために ID とパスワードを用いてサイトにログインするように設定した.そうすることで,このシステムではデータの送信経路の暗号化と,データそのものの暗号化の 2 つが別のシステムで行われ,より安全な運用が可

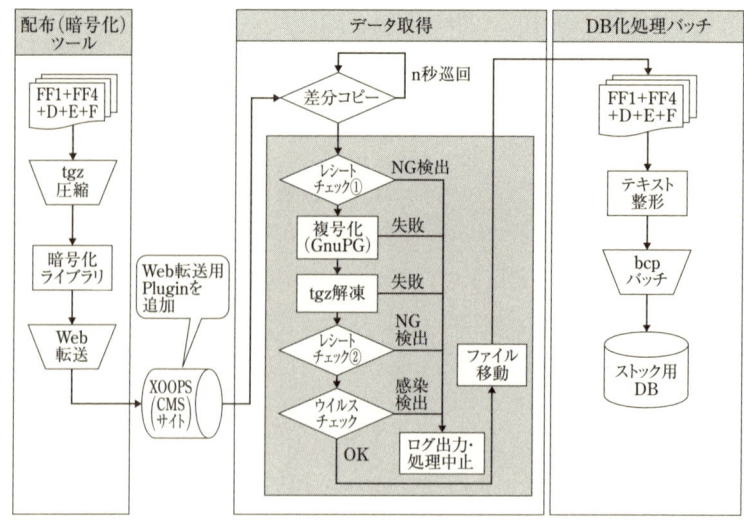

図2-1 病院からのアップロード＆データ処理の実装概要

能となるようにしている．平成22年度，約100病院を対象に本システムの運用実験を行い，問題なく情報収集・処理を行うことができた(詳細は本章末の資料2参照)．

3.2 標準DPCコーディングロジックの開発
3.2.1 開発経緯とステップ

DPCの平成20年度版分類では，分類カテゴリーの総数は2496分類で，うち支払いに利用されていたのは1691分類である．各分類は14桁のコードで構成され，最初の6桁は病名(主要診断群＋ICD-10と対応した病名コード)にあたり，加えて手術術式・補助的処置・副傷病の有無などの情報を含んでいる．これらの14桁コードを振る作業，すなわち「コーディング」をどう標準化するかが大きな課題となっている．

日本に先んじて診断群分類を導入・利用してきた諸外国では，分類データの妥当性・信頼性を担保するために公的な情報組織が，分類アルゴリズム・分類表・対象病名の抜き出し方のロジックを作成・管理・公開している(松田，2001；医療経済研究機構，2000；Fisher, 2000)．公開された標準的ロジックに準拠

して，各診断群分類にコーディングしグループ分けを実施するためのグルーパー・ソフトは，多くの民間企業によって競争的に開発・販売されている．

　日本のDPCにおける未解決の課題として，入力された情報の妥当性及び信頼性の検証が不十分であることに加え，コーディングの標準化が図られていない点が挙げられる．DPC分類の点数表は厚生労働省により官報公示され，定義表についても保健医療福祉情報システム工業会(JAHIS)を通じて電子点数表という形で公表されている．しかし，これまで標準的なコーディング・ルールは事実上存在せず，各医療機関の裁量に任されてきている．病名(医療資源を最も投入した病名)，診療行為の有無といったコーディングに必要な要素は様式1・E/Fファイルに存在するが，いずれのファイルのどの項目を用いてコーディングを行うかといったコーディング・ルールが統一化されていない．

　包括支払い対象となった患者のDPCコードについて，施設側が付与した14桁コードはDファイルに収載されているが，データを受け取った厚生労働省では，様式1やE/Fファイル情報に基づいて「独自」のコーディング・ルールで分類を振りなおしている．両者が食い違った場合には各施設にその一覧が定期的にフィードバックされている．しかし，厚生労働省が採用しているコーディングのロジックそのものは非公開になっているため，なぜ食い違ったのかについて施設側は検討ができない．また，コーディングのミスマッチがどの程度発生しているのかについて，公的な検証は手付かずのままとされている．このように標準的なコーディング・ルールが存在しないまま，異なる仕様の様々なグルーパー・ソフトが民間企業によって市販され，病院施設で用いられているのが現状である．標準分類としての精度が検証・保証されていないことは，DPCデータの質を大きく揺るがされかねない，深刻な問題となっている．

　こうした現状の問題を克服するために，平成19年度に研究班として，仕様公開に付することを目的としたコーディングプログラムを独自に開発した．その目的は，仕様公開を前提にコーディング・ロジックを作成し用いることにより，コーディングの標準化を推進し，それを通じてベンチマーキング作業の精度向上をめざすことであった．加えて，DPC分類の改定により年度をまたがるコーディングの比較可能性が損なわれている点についても考慮し，異なる年度の分類定義表の情報をリンクする相互転換テーブルを作成することで，経年

比較を可能とするロジックも提案することとした．

　コーダーの恣意を排除し，定型的かつ自動的にコーディングを行うシステムが必要であると考え，今回われわれは，様式1ファイル及びE/Fファイルに含まれる情報から明示的にDPCコードを生成するロジックの開発を以下の2ステップで進めた．

　①コーディングに必要なマスターファイルの整備
　②ロジックの作成と実証

3.2.2　コーディングに必要なマスターファイルの整備

本コーダーを開発するにあたって，次に挙げるデータソースを用いて分類に必要なマスターファイルを作成した．

①厚生労働省からベンダー向けに配布された包括評価資料(電子点数表)
②財団法人医療情報システム開発センター(MEDIS-DC)提供のレセプト電算コードマスター
③年度別レセ電算コード・手術Kコード対応表
　平成19年度厚生労働科学研究補助による「包括払い方式が医療経済及び医療提供体制に及ぼす影響に関する研究」(研究代表者　松田晋哉)によって作成されたものを用いた(桑原・松田，2008)．平成16年，18年4月の診療報酬点数改定にあたり，手術Kコードの体系が変更されているため，臨床的な観点から年度別の対応及びレセプト電算コードへの対応を行った．
④電子点数表上のコードとレセプト電算コードの対応表
　平成19年度上記研究班によって作成されたもので，電子点数表上のコード(K/J/Dコード及びダミーコード)と対応するレセプト電算コードについての対応表を作成した．

3.2.3　コーディングプログラムの作成

　上記のマスターを利用して，コーディング・ロジックを構成し，コーディングプログラムの開発を行った．その際，実際に使用に耐えられる動作速度を確保するため，ロジックに即したマスター類の再構成を同時に行った．

　図2-2のようなプログラム・ロジックでコーディングを行うことを検討し，

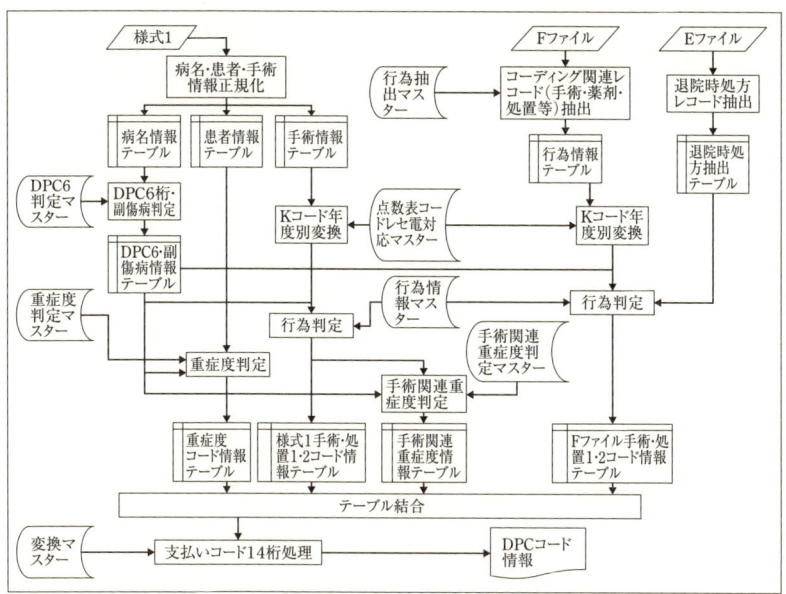

図2-2 コーディング・ロジックのフロー図

ソフトウェアの開発を行った．その際，ロジックに合わせ，上記記載の4つのマスターファイルから，以下の6つのマスターに変換を行った．

①点数表コードレセ電対応マスター

各年度で異なる点数表コードを変換するために作成したマスターである．キーとなるレセプト電算化コード及び，各年度でその年度における点数表コード（もしくはその年度で使用していたダミーコード）が記載されている．

②行為抽出マスター

Fファイルから，DPCコーディングを行うために必要なレコードを同定するマスターである．キーとなるレセプト電算化コード及び，各年度でその年度における点数表コード（もしくはその年度で使用していたダミーコード）が記載されている．掲載するレコードは各年度の電子点数表に記載されているものとしている．

③DPC6判定マスター

各年度でICD-10コードの組み合わせがどのDPC6桁に対応し，かつ副傷病

ありと判定されるかを判定するマスターである．マスターの各行にはICD-10コードが2つ記載されて，1つめのICD-10コードが資源病名，2つめのICD-10コードが資源病名以外の病名となっている．残りのフィールドにその病名の組み合わせにおけるDPC6桁コード及び副傷病フラグについての情報が記載されている．情報ソースとしては各年度の電子点数表を使用している．

なお，後述するロジックとの関係で，副傷病ありと判定されるICD-10の組み合わせ及び記載された2つのICD-10コードが同一であるレコードのみがマスターに掲載されている．

④行為情報マスター

手術，手術処置等1，手術処置等2，重症度の項目において，コーディングに影響のあるDPC6桁と点数表コードの組み合わせが記載されているマスターである．それぞれの組み合わせが，DPCコードの各項目でどう表現されるかが記載されており，各項目のフラグの数値を判定するのに利用する．

⑤重症度情報判定マスター

年齢・出生体重等，重症度の項目において，コーディングに影響のあるDPC6桁と様式1に記載された重症度の組み合わせが記載されているマスターである．それぞれの組み合わせが，DPCコードの各項目でどう表現されるかが記載されており，各項目のフラグの数値を判定するのに利用する．

⑥手術関連重症度判定マスター

重症度の項目において，コーディングに影響のあるDPC6桁と様式1に記載された手術情報の組み合わせが記載されているマスターである．それぞれの組み合わせが，DPCコードの各項目でどう表現されるかが記載されており，各項目のフラグの数値を判定するのに利用する．

⑦変換マスター

診断群分類を決定するために使用する．各診断群分類の定義を上記の各テーブルにおける定義を利用して記述した変換テーブルである．④-⑦のマスターについては電子点数表の情報をもとにマスター作成を行った．

3.2.4 コーディング・ロジック

コーディングを行う際のロジックは次の通りである．

まず，様式1，E/Fファイルから，コーディングに必要なデータを抽出，整形を行う．その際，様式1からそれぞれ病名・患者情報・手術情報のみを抜き出した病名テーブル・患者情報テーブル・手術情報テーブルの3つを作成する．それぞれの情報については1入院1レコードの形から1情報1レコードの形に正規化を行う．

次にFファイルと行為抽出マスターを結合し，行為抽出マスターに存在するレセプト電算コードのレコードのみを抜き出した行為情報テーブルを作成する．さらにEファイルより退院日の処方にかかわるレコードのみを抜き出した退院時処方抽出テーブルを作成する．

次のステップで，DPCの病名分類（DPC6桁）の決定を行う．病名テーブルを入院単位で存在する病名から病名組み合わせ情報を作成，それをDPC6判定マスターと結合させDPC6桁と副傷病フラグの判定を行う．

さらにその次のステップでは他の要素についてのコード選択を行う．まず，入院単位でDPC6桁情報と点数表コードレセ電対応マスターを利用してKコードの年度変換を行った手術情報ファイルを結合する．次に行為情報マスター及び手術関連重症度判定マスターを利用し，様式1由来の手術フラグ，手術処置等フラグ及び，重症度フラグの判定を行う．さらに，DPC6桁情報と行為情報テーブルを結合し，行為情報マスターを利用してFファイル由来の手術フラグ，手術処置等フラグ及び，重症度フラグの判定を行う．最後にDPC6桁情報と患者情報テーブルを結合し，重症度情報マスターを利用して，年齢JCS等及び重症度のフラグの判定を行う．

化学療法及び放射線療法については組み合わせによる判定を行う．化学療法については手術中もしくは退院時処方での化学療法薬剤は化学療法ありと判定できないため退院時処方抽出テーブルを利用しその判定を行い，手術処置等フラグの変更を行っている．

上記のフラグ情報を一元的に結合し，変換マスターを利用してDPCコードの作成を行う．本コーディングソフトにおいては，DPCコードのそれぞれの要素に対して，様式1・E/Fファイルからの情報で考えられるフラグのうち，手術コードに関しては最小値のデータを，それ以外のコードについては最大値を取る方法でDPCコードの決定を行っている．

3.2.5 コーディングソフトの実証結果

開発されたコーディングプログラムによるDPC14桁コードと，各施設が付与したコードとを照合したところ約3％のミスマッチが検出された．検出されたコーディングミスマッチのうち，ほとんどが実施記録とコードが合っていない明らかなコーディングエラーか，化学療法の判定の問題であった．この結果から，本コーディング・ロジックにより作成されたコードの方が妥当であることが立証できたと考えている．またこのことから同時に本研究で提案するようなコーディング・ロジックの標準化が必要であることも示されたと考えている．

今回われわれが作成したコーディング・ロジックのユニークな点は，E/Fファイルなどから自動的に最適なコードを振り分けられることである．またデータ収集年に依存せず，どの症例データについても様式1ファイルとFファイルから各年度版のDPCコードを自動的に割り当てることも可能とした．さらに病名情報・手術処置情報等をたよりに，可能性のある複数のDPCコードを生成することもできる．

さらに重要な点は，今回われわれが作成したコーディング・ロジックによって，データの経年比較が可能となることである．DPCの分類体系は2年に1回のペースで改訂され，コードも変更される．旧コードと新コードの対応関係も明確でない．そのため単年度におけるデータの横断的な比較・分析は可能であったが，改訂前後の複数年度にわたる縦断的な比較・分析は十分になされなかった．今回のコーディング・ロジックを用いた旧コードと新コードのトランスレーションによって，データの経年的な分析が可能となった．

4. 標準的データ構築にむけた現状と課題

DPCデータは膨大な診療情報量を含んでおり，このデータから得られる知見は今後日本の医療政策や診療のあり方をめぐる議論を，科学的根拠に基づく透明性の高いものにしていくうえで大きな資産となっていくと期待される．各国で患者分類の普及は進んでいるが，医療行為を詳細レベルで全数集積するようなこの枠組みは世界的に見ても日本でのみ実現されているものであることは，特記に値する．

しかしそのデータ量は約1000病院1年分で2テラバイトにも達し，それを安全確実に収集し，分析可能なデータベースを構築・整備するにはシステム開発が必要である．DPC研究班では基本的なシステムを，研究費の範囲内で比較的安価に開発し，その運用を行ってきた．今後ともより安価に，確実なデータベース整備ができるような開発を続けていきたいと考えている．

また本研究では，妥当性が検証されたDPCコーディング・ロジックを国内で初めて公開し，社会的情報インフラの1つとして供用に付すことを目標とした．DPCコーディングの標準化を推進するうえで，本ソフトは有用であると期待される．個別の症例について異なる個人の判断を介してコーディングを行う場合，結果の妥当性・信頼性の問題を解消することは困難である．標準的なDPCコーディング・ロジックを用いることにより，人に依存せず，一定のルールの下に機械化されたコーディングが可能となる．

しかし，グルーパー・ソフトの開発者によって分類ロジックが異なると，診断群分類の本来の目的である診療情報の標準化が十分に果たされず，施設間比較なども公正に行われなくなる可能性がある．日本には標準的なコーディング・ルールが存在しないまま，巷間では様々なグルーパー・ソフトが市販されており，それらの仕様内容は不明である．市販ソフトの中には，より高い保険点数が得られるように医療資源病名の選択を恣意的に変更する，いわゆる「アップコーディング」を指南するものも見受けられる．これは，公平・公正を原則とする公的医療保険制度の理念にもとるアンフェアな行為と言えよう．

診断群分類を導入している諸外国にならい，日本においても，コーディング・ロジックの標準化，グルーパー・ソフト開発者による標準遵守の義務化，といった枠組みが必要であると考えられる．少なくとも，コーディング・ロジックの仕様が公開され，透明性が担保されることは必須である．それによってはじめて，国際標準との互換性を担保することが可能となる．

本章は「医療情報学」（標準DPCコーディング・ロジックの開発　堀口裕正・康永秀生・橋本英樹・石川ベンジャミン光一・桑原一彰・阿南誠・松田晋哉　28巻2号73-82頁）の内容に加筆修正して作成したものである．一般社団法人日本医療情報学会「医療情報学」編集委員会には，加筆修正のうえ転載をご許可くださったことに深く感謝申し

上げる．

本研究は平成19-21年度厚生労働科学研究補助金政策科学推進研究事業（「包括支払い方式が医療経済および医療提供体制に及ぼす影響に関する研究」研究代表者　松田晋哉）ならびに平成22年度厚生労働科学研究補助金政策科学推進研究事業（「診断群分類の精緻化とそれを用いた医療評価の方法論開発に関する研究」研究代表者　伏見清秀）により一部助成された．また総合科学技術会議により制度設計された最先端科学最先端研究開発支援プログラム（「未解決のがんと心臓病を撲滅する最適医療開発」（研究代表者　永井良三），サブテーマ：標準医療IT基盤システムの研究開発（サブテーマリーダー　大江和彦））により日本学術振興会を通して一部助成された．

1) 2008年より同データは承認統計とされたが、これまでのところ、同データの個票については個票利用申請などによって厚生労働省以外に公開された実績はない．

引用文献

Fetter RB, Shin Y, Freeman J, Averill RF, Thompson JD: Case mix definition by diagnosis related group. Medical Care 18(2)Suppl: 1-53, 1980

Fisher W: A comparison of PCS principles of the American DRGs, the Australian system, and the German FP/SE system. Casemix 2(1): 12-20, 2000

医療経済研究機構：欧州主要各国におけるDRG導入実態に関する調査研究報告書．医療経済研究機構，東京，2000

厚生労働省保険局医療課：平成22年度「DPC導入の影響評価に係る調査」実施説明資料，2010　http://www.prrism.com/dpc/setsumeikai_20100705.pdf（2011年4月30日アクセス）

桑原一彰・松田晋哉：包括支払い方式が医療経済及び医療提供体制に及ぼす影響に関する研究　分担報告書．DPCデータの年度比較のための基礎作業；レセ電算コード・手術Kコード・電子点数表コードの対応についての検討．2008

松田晋哉：欧州におけるDRGの展開過程――フランスを中心に．医療経済研究 10: 21-50, 2001

松田晋哉編：DPCと病院マネジメント．じほう，東京，2005

Matsuda S, Ishikawa KB, Kuwabara K, Fujimori K, Fushimi K, Hashimoto H: Development and use of the Japanese case-mix system. Eurohealth 24(3): 25-30, 2009

資料1　ファイル暗号化支援ソフト（Simple and Secure Software for Encryption）（通称　S3E）

1. S3Eとは

この「ファイル暗号化支援ソフト（Simple and Secure Software for Encryption）（通称

S3E）」は，GnuPG を使用してファイルの暗号化を簡単に行うための支援ソフトです．
選択された複数のファイルを tar.gz(tgz) フォーマットで 1 ファイルにまとめて，GnuPG で暗号化します．

2. 主な機能
   - 暗号化するファイルを複数指定することが可能です．
   - 指定したファイルを tar.gz(tgz) フォーマットで 1 ファイルにまとめて圧縮し，暗号化します．
   - 公開鍵を複数登録することができます．
   - 登録してある公開鍵を選択し，その公開鍵を使用して暗号化を行います．
   - 公開鍵一覧から選択した公開鍵の鍵 ID・指紋・署名等の詳細情報を確認することができます．

3. 動作条件
   以下の Windows OS が動作する環境下での使用を推奨します．
   - Windows XP
   - Windows Vista
   - Windows 7

4. ライセンス
   S3E には，"GNU 一般公衆利用許諾契約書（GNU General Public License: GPL）Version 3"（以下 GNU GPL）を適用します．このライセンスは次のような特徴を持ちます．
   - ソースコードが公開されている．
   - 誰でも自由にプログラムの複製，頒布，改変ができる．
   - 派生するソフトウェアにも GNU GPL を適用しなければならない．

5. 他の団体・プロジェクト等で作成されたプログラムについて
   このパッケージには，本プログラムを使用するために必要なもので，他の団体・プロジェクト等で作成されたプログラムも同梱されています．
   これらのプログラムの著作権は，それぞれのプログラムの作者が保有しています．
   改変・再配布等の条件はそれぞれのプログラムのライセンスに従ってください．

   5-1. 同梱プログラム
   - tar32.dll（Ver0.53）
     吉岡恒夫氏が開発されたファイルアーカイブ用 DLL．
   - GnuPG（Version 1.4.9）
     GNU Privacy Guard（GnuPG）は Pretty Good Privacy（PGP）の別実装として，GPL に基づいた暗号化ソフト．OpenPGP 規格（RFC2440）に完全準拠．
   - Qt（キュート）（Version 4.5.1）

ノルウェーのQtソフトウェア社によって開発された，C++言語で書かれたクロス・プラットフォームGUIツールキット．オープンソース版のライセンスはGPL．

6. 作者

このソフトウェアは以下の3者が個人として，共同でアイディアとリソースを出し合い作成したものです．

堀口裕正・藤森研司・石川ベンジャミン光一

資料2 クラウドシステムを利用したインターネットによる調査情報収集システム

1. 目的

様々な機関が行う研究や業務の目的で，他の組織から情報を送付してもらい収集を行う際，安全かつ安価で，大量の情報量にも対応できる収集システムが存在することが望ましい．

そこで，上記の目的を満たすべく，クラウド環境も利用しつつ情報収集を行うシステムとして，クラウドシステムを利用したインターネットによる調査情報収集システム(secure data collection system using cloud computing service(通称SeDeCosシステム))の開発を行った．

2. 開発責任者

堀口裕正

3. 処理概要

本システムにおいては，収集するデータについて以下の手順で処理を行う．

- 各病院にて送信するファイルを配布する専用のツールにて圧縮，暗号化を施す．
- インターネット(クラウド環境)上に用意するアップロード専用のサイトにアクセスし，暗号化ツールにて作成された暗号化・圧縮ファイルとレシートファイルをアップロードする．この際，データの流出等を防ぐために，SSL暗号化通信経路(HTTPS)を用いてアクセスし，それ以外のアクセス方法ではアクセスできない仕組みとする．また，アップロードするためにIDとパスワードを用いてサイトにログインする必要がある．
- クラウド環境上に保存されたデータは定期的(5分間隔)に安全な環境の処理サーバーが取得し，取得したデータは即時削除する．ファイルの取得を行う際にはSSH(Secure Shell)を利用して，ファイルの転送およびサーバ上のファイルの削除を行う．
- 処理サーバに取得されたデータはレシートチェックを行い，暗号化ファイルのファイルサイズおよび，暗号化ファイル内のファイルがレシート内容と一致するかをチェックする．またウィルススキャンを行い，エラーがある場合には管理者に

報告する．
・チェック完了後のファイルを整形後データベース内に格納する．データ格納時にエラーがあった場合には，管理者に報告する．
4. 利用ソフトウェア
　4-1. Xoops
　　ライセンス：GNU General Public License
　　バージョン：Xoops Legacy 2.6.1a
　4-2. MySQL
　　Xoops データを保存するためのデータベース
　　ライセンス：GNU General Public License
　　バージョン：5.0.51a
　4-3. Clam Anti Virus for Windows（ClamWin）
　　アンチウィルスソフト
　　ライセンス：GNU General Public License
　　バージョン：0.95.3
　4-4. GnuPG
　　暗号化・複合化ツール
　　ライセンス：GNU General Public License
　　バージョン：1.4.9
　4-5. Tar for Windows（dll）
　　圧縮・解凍ツール
5. 動作環境
　＊Web サーバー Ubuntu 10.04
　＊データ取得サーバ Ubuntu 10.04
　＊データチェック・加工サーバ Windows 2008 Server 2008 standard Edition

第 II 部
診療プロセス・医療システムの実証分析

第3章　医療の質の可視化
——評価とマネジメントへの展開

今中雄一

1. はじめに——医療の質と DPC データ

　医療の質を評価する際には，病院の様々な性質や事象を3つの領域に整理することがよくなされてきた．その3領域はミシガン大学の名誉教授である故 Avedis Donabedian が提唱しはじめたもので，構造(Structure)，過程(Process)，結果(Outcome)である(Donabedian, 1966；1980)．

　「結果」，即ち，アウトカムは，患者の健康状態や生活にどのような影響を及ぼしたかを指す．医生物学的なもののみならず QOL 変化も重要な結果である．Lohr がアウトカムについて 5D's(death, disease, disability, discomfort, dissatisfaction)を提唱しているように，結果にはいくつかの側面がある(Lohr, 1988)．患者が満足したか，どれほどの医療資源が使われたか，なども「結果」の一側面として捉えられうる．医療の質の評価に関する研究はわが国でも次第に進んできたが，精度の高い分析評価を行うには多施設から比較可能な標準的様式で情報を収集する電子的情報システムが鍵となる．DPC データはここでそのポテンシャルを発揮する．

　後述するように，われわれは 1995 年度より QIP プロジェクトの発足以来，医療の質改善を目指して，各診療領域の重要疾患・治療，医療資源の使い方(薬剤や診療材料などの内訳)，診療プロセス(治療選択，時間軸，など)，死亡率(例：急性心筋梗塞のリスク調整死亡率)，合併症発生率(術後感染など)といった各側面を指標化し，病院個別の値と QIP 参加施設全体の中での位置づけを，自施設以外は匿名化したうえで病院個別のレポートとして定期的(年4回以上)にフィードバックしてきた．また，疾患領域も，脳梗塞，心筋梗塞，心不全，糖尿病，がん，肺炎，クモ膜下出血，大腿骨頸部骨折，胃切除，胆嚢摘除術，各種腹腔鏡手術，化学療法，放射線療法，白内障手術，など全診療領域に及び，

疾患ごとに特異的な臨床指標を算出し多施設比較している．さらに提供する情報が実際の現場での判断に資するように，リスク調整やO/E値（観測値Observed valueと期待値Expected valueとの比）を用い重症度等の違いを補正する努力を積極的に進めること，各診療科の臨床専門家が分析に関わること，データの統合・継続性を重視すること（入院・外来データの連結，経年的変化，人員配置との関係の分析など）を，重視して運営してきた．これらの分析・活動を進めるうえで，多施設から標準様式で収集されるDPCデータは分析データの中核的役割を担っている．

本章では，医療の質のマネジメントを展開するうえで，質の「可視化」が持つ意義，その方法，さらに解釈・実践への応用にあたり必要な要件について論じることとしたい．まず，質を可視化するための指標について具体例を示しながらその意義を検討する．そして質を可視化し，それを実践につなげるための視座（スコープ）について整理する．さらにDPCデータをはじめとする標準化・多施設大規模診療データベースがどのような役割を果たしうるのかを，QIPプロジェクトに参加された協力病院のこれまでの実践例に倣いながら考察を加える．さらにこうした質の指標を公開していく際の留意点についても整理を行う．最後に医療の質の向上に向けて，診療情報データが占める役割と意義についてまとめる．

2. 診療の質の可視化

冒頭で触れたように，診療の質の評価にあたっては構造（Structure），過程（Process），結果（Outcome）の3つの側面から診療現場で展開する事象を見てとることができる．本節ではそれぞれの側面からどのように質を指標化・可視化できるかについて，具体例をあげながらその方法・意義について考察する．

2.1 プロセス指標

「過程」，即ち，プロセスとは，診療・ケア・サービスの内容や構成で，具体的には，最高水準の診療指針に沿っているか，患者の身体的・心理的ニーズに適切な対応がなされているか，などを指す．プロセスの評価については，

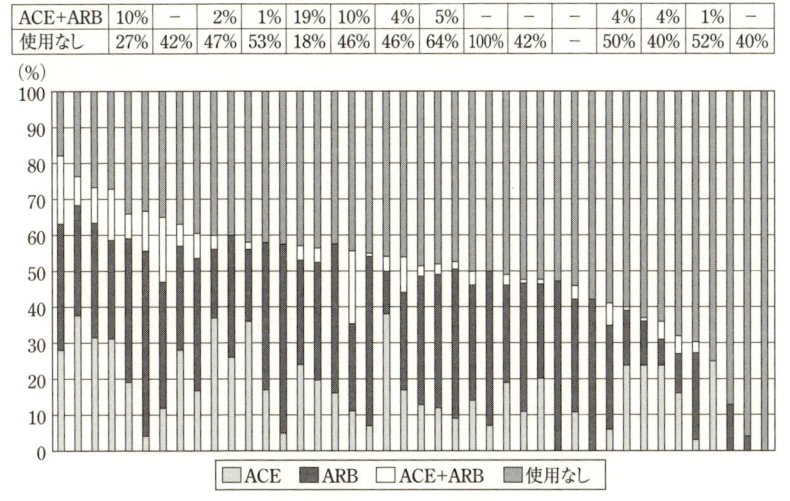

ACE+ARB	10%	–	2%	1%	19%	10%	4%	5%	–	–	–	4%	4%	1%	–
使用なし	27%	42%	47%	53%	18%	46%	46%	64%	100%	42%	–	50%	40%	52%	40%

図 3-1　心不全治療の内訳：ACE 阻害剤と ARB の処方割合
出所）Quality Indicator/Improvement Project (QIP).

　Evidence-based の診療ガイドラインに沿っているか，という観点に基づく臨床指標を用いることが最も多い．例えば，左心不全の治療では，ACE 阻害剤や ARB（いずれも降圧剤の一種）などの処方がよりよい予後と関係するエビデンスが確立されている．もちろん，副作用や，腎機能低下などにより，適応とならない患者群もある．DPC データでは，適応すべき患者を正確に限定して抽出するだけの情報はないが，心不全患者数を分母にして，それらの薬剤が処方されている患者数を分子にして処方割合を出すと，病院毎に大きくばらついていることが明らかであり，これは患者の性質の違いだけで説明できるとは考えにくい（図 3-1）．これらの数値は，高いほど質がよいといえるものではないが，自らの病院の診療を見直すきっかけを提供するものとなろう．

　同様に，脳梗塞症例へのアスピリン処方も予後を改善するとされている．図 3-2 に処方割合の病院間の格差を示す．これも数値が高いほどそのまま高い質を示すものではないとはいえ，かなり低い病院では，処方のあり方を見直す余地があると思われる．

　また，周術期の予防的抗生剤投与については，術野の清潔度分類に応じたガイドラインが整備されており，エビデンスに基づく国際的なガイドラインでは，

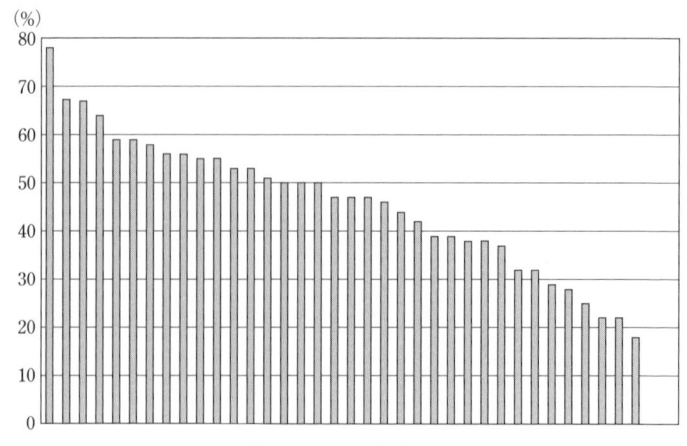

図3-2 脳梗塞：アスピリンの処方割合
出所）Quality Indicator/Improvement Project(QIP).

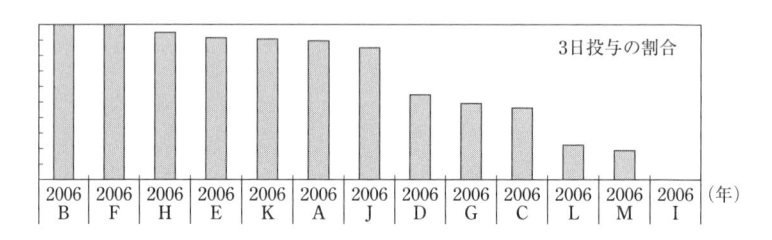

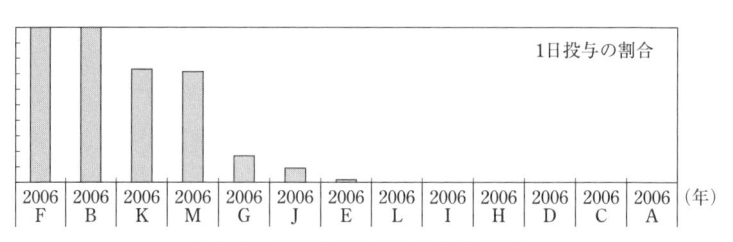

図3-3 胃切除術の予防的抗生剤投与
出所）Quality Indicator/Improvement Project(QIP).

清潔手術，準清潔手術ともに術前投与が推奨されており，術中投与は手術時間が長くなったときのみに限られている．一方わが国では，従来術後に数日投与されてきた経緯があり，清潔手術では1-2日間，準清潔手術では2-4日間の投与が依然として推奨されている．DPC導入後，標準化の意識の高まりや，

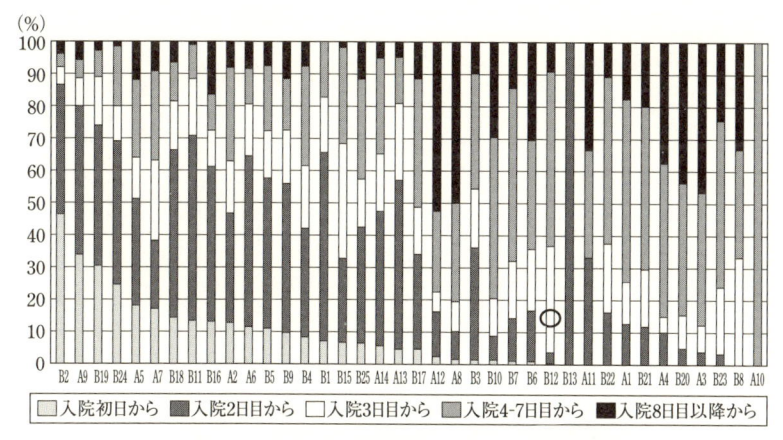

図3-4 脳血管リハビリテーションの開始日
出所）Quality Indicator/Improvement Project（QIP）．

凡例：入院初日から／入院2日目から／入院3日目から／入院4-7日目から／入院8日目以降から

包括評価下での経済的なインセンティヴも重なってか，周術期の抗生剤投与日数は短縮傾向にあるが，なお，改善の余地がある（図3-3）．肺炎（Sasaki *et al.*, 2010）や乳がん（Fukuda *et al.*, 2009）の治療においてもガイドラインの遵守状態を評価指標にすることができる．抗がん剤の治療においても，エビデンスに基づく推奨が確立してきた領域においては，そのような処方の割合を施設間で調べることができる（Shirai *et al.*, 2009）．

　プロセスに関しては，時間軸でパフォーマンス（適時性など）を評価することもある．たとえば急性心筋梗塞で血栓溶解療法を要する患者のうち，病院到着から1時間以内に血栓溶解療法を受けた患者の割合，病院到着からカテーテル治療までの時間などは適時性を示す指標である．脳卒中症例に対するリハビリも，発症後早く始めるほど効果があると言われている．図3-4は，リハビリの開始日の分布を示すものであるが，病院間でかなり異なることが読み取れる．

2.2　アウトカム指標

　アウトカムの指標化は，いかに多様な患者のリスクや重症度をそろえるかが課題となる．多変量解析に基づく統計的な補正や層別化を用いることである程度その課題に対応することができるが，そのためには，多くの症例数を必要とする．ただし多くの症例を集めるのに時間がかかりすぎれば，採択する治療法

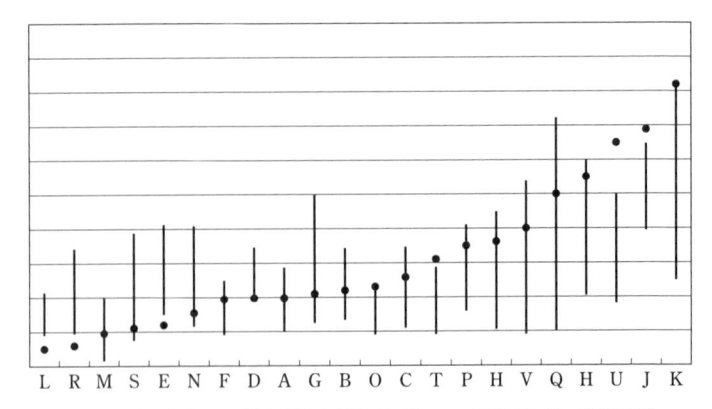

―――：予測死亡率95％信頼区間（予測死亡率±1.96予測死亡率の標準誤差）
● ：観察死亡率（死亡件数／入院件数）
＊症例数20以下の病院は死亡率が不安定なため解析対象外としている．

図3-5 急性心筋梗塞のリスク調整死亡率
出所）Quality Indicator/Improvement Project(QIP).

も，医療チーム構成員も既に変わっていてタイムリーな評価につながらないかもしれない．特定手術後のある期間内の死亡率は客観的な指標であるが，この死亡率が妥当な評価指標となるには，対象症例数が多くしかも死亡数がある程度見られる疾患や治療行為に限定する必要がある．急性心筋梗塞などはその一例であり，DPCデータのみでかなりの精度で死亡を予測することができる(Hayashida et al., 2007)．急性心筋梗塞の粗死亡率(重症度などを補正する前の死亡率)と重症度を補正するモデルによって予測された調整済死亡率の範囲を図3-5に示す．同様に医療費も予測することができる(Evans et al., 2007)．このような死亡率評価がふさわしい疾患群は限られているが，われわれはクモ膜下出血(Ishizaki et al., 2008)，集中治療室(Umegaki et al., 2010)などでリスク調整アウトカムを扱ってきた実績がある．今後，多くの疾患で日常的に医療アウトカムが計測され質の向上に活用される日も遠くないであろう．

　アウトカムによる評価は経過を長期にわたって追跡しなくてはならないことも壁となっている．そのため中間的なエンドポイント(手術成功率や退院時の生存・死亡など)を代用的な指標としなければならないこともしばしばである．例えば，経皮的冠動脈治療(PTCA)の成功率や，PTCAを施行した患者のうち24時間以内に冠動脈バイパス手術(CABG)を行った患者の割合(PTCAの成果が不十

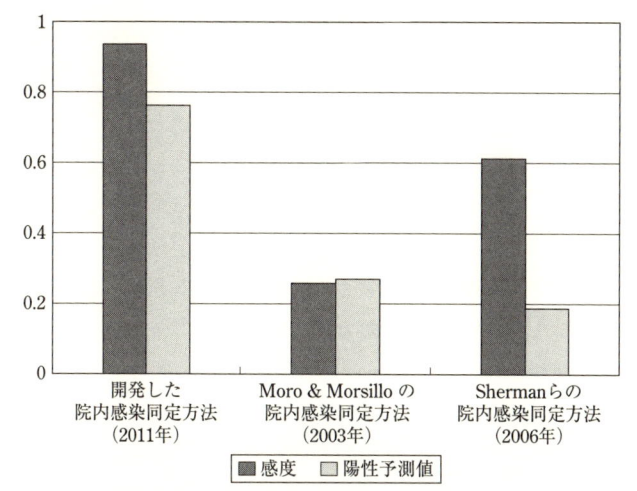

図 3-6　術後感染同定法の感度と陽性予測率：新たに開発した方法と従来方法との比較
出所）Quality Indicator/Improvement Project(QIP).

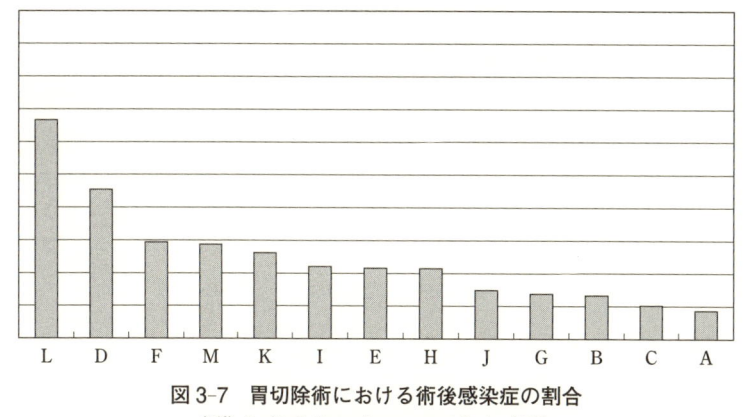

図 3-7　胃切除術における術後感染症の割合
出所）Quality Indicator/Improvement Project(QIP).

分であったために緊急で外科的手術を追加的に必要としたことを示唆する）などは，中間的なアウトカムといえる．また，術後感染の発症は，記載病名のみに頼らず，抗生剤使用のパターン分析と個別精査により，かなり正確に同定することができる(Lee et al., in press)（図 3-6）．術後感染のばらつきが病院間で見られ(Lee et al., 2010)（図 3-7），改善の余地がまだまだあることを示している．また，白内障手術のように，手術関連の感染が期待されない領域でも抗生剤使用にばらつ

きが見られることから，予防的投与を含めた抗生剤使用の量や総額をモニター・施設間比較することは，質，経済性の両面から価値があるといえよう．

2.3 ストラクチャ指標

「構造」とは，建築的構造も含むが，インプットと組織，即ち，どのような患者が受診してくるか，どのような規模でどのような診療体制を持つか，医師，看護師などを含めた病院職員のマンパワーがどうであるか，という点を意味する．構造は，パフォーマンスの制限要因となり，また，医療の質を支える要素である．図3-8，図3-9は，入院患者あたりの1日医療費は医師数が多いほど大きい傾向があること，医師1人あたりの入院医療費は，外来医療費との相補的な関係を無視できないこと，医師数が多いと延べ入院日数や患者数も多くなるが増分は逓減していく傾向があること，などを示す．入院患者数や医療費，入院延べ日数が多いほど質が高いことを示すものではないが，医療施設の生産性を示すこれらの指標が，医師数と強い関係を持っていることは，高度の医療を提供するうえで，医師の確保が構造的条件となっていることを示している．実際，われわれが経験した事例として，図3-5に示した急性心筋梗塞の死亡率で高値を示したある病院において，循環器内科の医師増員と集中治療室の新設を図った結果，死亡率が著しく低下した事例を観察したことがある．

3. 質評価のスコープと質改善のためのシステム

3.1 医療の質評価のスコープ

「医療の質」については諸々の定義があるが，概ね2点にまとめられる．1つは，個人と集団に提供する医療が，現在の医学・医療の専門的な水準にいかに則っているかという点である．もう1つは，望ましい成果を生み出す可能性がいかに高いか，という点である．前節では構造，過程，結果という3つの側面から指標化のアプローチを述べたが，視点を変えて機能的な側面から医療の質を評価していく際には，表3-1に示すような多次元的な評価軸があり（Donabedian, 1969），評価軸各々について，臨床指標を考えることができる．

医療を提供する組織としての医療の質は，多軸的な評価軸それぞれにおいて

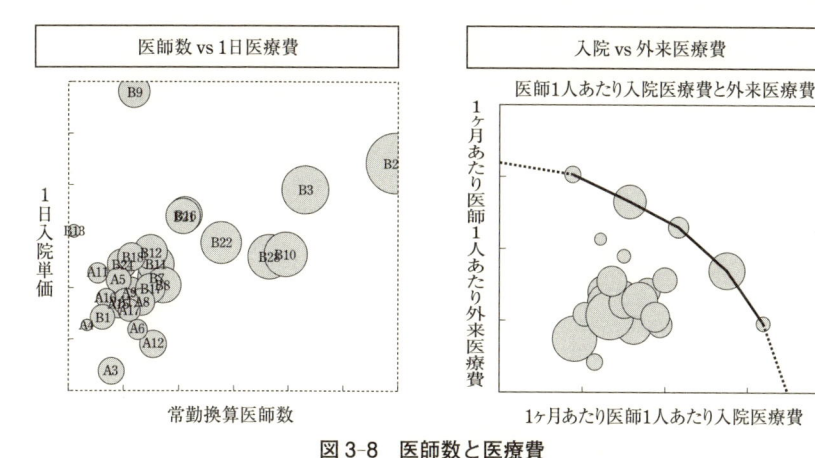

図 3-8　医師数と医療費
出所）Quality Indicator/Improvement Project(QIP).

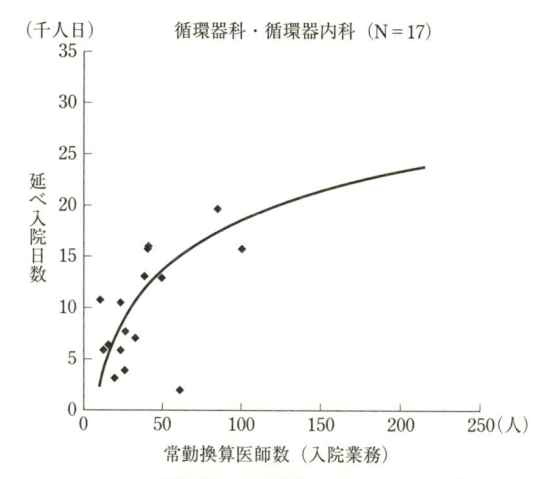

図 3-9　医師数（入院業務）と延べ入院日数
出所）Quality Indicator/Improvement Project(QIP).

質の高い医療を安定して継続的に提供できることとみなされる．第三者による病院機能評価は，それぞれの次元で高い機能を発揮できることを保証し改善していくシステムを，組織が構築できているかどうかを評価しようというものである．

　さらに，医療の評価には，どの観点あるいは立場に立っているかが影響を及

表3-1　医療の質の評価軸

- 適確性，現在の医学水準に照らしての正しさ
- 潜在的な効能
- 継続性
- 連携・調整
- アクセス，利用のしやすさ
- 効率性，コスト・パフォーマンス
- 倫理観，価値観，規範，法制度に則しているか
- 患者の視点の尊重
  プライバシーの尊重，患者の満足，患者の納得と受入れ，患者のニーズへの対応，患者の自己決定と参加
- 実際の効果
- 対応の迅速性，適時性
- 包括性
- 医療行為ならびに医療環境の安全性
- 必要なサービスの利用可能性
- 公平，公正
- 快適性，利便性，癒しの環境

表3-2　医療の構成要素とその評価形態

A.「医療技術」の評価
　　1：医療技術の効力 efficacy（医療技術自体の評価）
　　2：日常診療での効果 effectiveness（医療技術自体＋医療者・組織運営の評価）
B.「医療者」の評価
　　例：自律性，専門性に基づく専門職（集団）自身による技能評価
　　　　同僚評価（peer review）
　　　　施設内の診療権限範囲の設定（credentialing, clinical privilege）
C.「医療施設の組織運営・構造」の評価
　　例：病院機能評価

ぼしうることを忘れてはならない．患者はいうまでもなく，患者の家族，介護者，医療提供者（医師，看護師，他の病院職員），病院管理者，支払い者（健保組合，政府，等），消費者・地域（住民）・国民といったそれぞれの立場や観点がある．個人の患者に多大な医療資源を投入するような診療について，当事者である患者，医療提供者，支払い者などのそれぞれによって見解が異なることもあろう．保険財政難の今日，保険者と医療専門家とのギャップは深まる恐れもある．

　また，医療の質の評価の際，医療のどの構成要素を対象とするのかで，評価の"土俵"が異なってくる（表3-2）．医療には，まず，効力のある医療技術があり，それを効果的に適用する医療者がおり，その医療行為の媒体となる医療施設があり，さらに，保険制度や医療施設の配備を含め，国レベルの医療制度の評価もある（Murray and Frenk, 2000）．

　医療の構成要件のそれぞれに対応する評価の枠組みを表3-2に示したが，「医療技術」の評価の1つに，そのもの自体の効力（efficacy）の評価がある．例

えば，新薬の臨床治験がそれにあたり，その薬剤投与という技術が一定の対象に一定の方法で施行された時の効果を調べるものである．患者のサンプリング方法を含めた厳格な研究デザインのもとに臨床的な効果や副作用が評価される．加えて費用を算定することにより，費用効果も評価対象となりうる．

「医療技術」のもう1つの評価は，上記のように厳密にデザインされていない日常の診療の場で現実に効果，成果（アウトカム）を生んでいるかを評価するものである．日常診療での成果・アウトカムの評価が前述のefficacy評価と異なるのは，医療者による治療方法選択，技術適用の方法・手技，患者側の併存疾患や社会的・行動的な治療阻害因子への対処，診療を支援する組織運営など，現実的な様々の要素が成果に関与してくる点である．すなわち，一医療技術のみならずそれを用いる医療者の技能およびその医療者を支援する組織運営とが一体となって生み出した成果が評価の対象となる．

医療の効果は狭義には専門家にしかわからないものであるが，アウトカムの一部である健康関連QOLや満足度は，患者に尋ねて初めて情報が得られるものであり，かえって診療・ケアに携わらない第三者が客観的に評価しうる側面である．患者満足度も重要な臨床指標あるいは質指標の1つである．

一方，「医療組織の構造や運営」への有力なアプローチに，医療施設の現地訪問および書面に基づく，医療機能・病院機能の第三者評価と呼ばれるものがある．評価者は医療の提供及び医療組織の管理についての専門家であり，評価方法を修得し，かつその施設の医療の提供，受療に関わらない第三者である．これについては後の節でより詳しく説明する．

「医療者」個人については，専門性の高い領域では同じ専門職集団により施設内外で評価され，また専門性にかかわらず施設内では研修活動や組織への貢献など人事考課の多軸的評価がある．院内資格，診療権限のマネジメントに取組む病院も出てきている．医療機能評価・医療施設認定では，その人材評価システムを評価することになる．

病院レベルの臨床指標は，チーム医療，組織医療が益々重要となる現在，「医療者」の評価もふまえつつ，主として「医療組織の構造や運営」の評価とみなすべきだと考えている．したがって，臨床指標の改善自体も，病院レベル，組織レベルでの支援やコミットメントが重要となる．

3.2 「システムの質」の評価

　質の高い安全な医療を行うためには,医師,医療者の1人1人がプロとして力を発揮すべく活動することは,もちろん昔も今も重要だが,現在は,多くの医療が1人では完遂できず,チームとして,そして組織としての関与が重要となる.即ち,医療の質・安全を保証し向上するには,組織レベルのマネジメントシステムが必要となっている.先述したが,医療のマネジメントシステムを組織レベルでみる1つの手法が,病院機能評価である.公益財団法人日本医療機能評価機構病院機能の評価者チームは,診療,看護,管理の各職種からなり,原則,経営幹部として数年間の実績を積み5日間の既定の訓練を受けた者である.一部,医療管理の学識者を含んでいる.病院機能評価は,事前の病院資料検討にはじまり,管理的立場にある人々とインタビュー,職員インタビュー,患者インタビュー,病棟,外来,各部門などへの実地訪問での質疑応答,療養環境の観察,診療録の評価などを行う(今中,1996).その評価のスタンダードは,2002年度より適用が始まった評価項目体系第4版で,初めて「患者の権利と安全の確保」(第2領域),ケアプロセスたる「適切な診療活動・看護活動の展開」(第4・第5領域)を設け,医療の内容に評価が入り込むこととなった.第4,第5領域においては,入院診療の計画的対応,治療の適切性,薬剤投与の管理,QOLへの配慮と緩和医療,院内緊急時への対応,診療の責任体制,記録の徹底などが,その評価の対象となった.第5版では,診療と看護に分かれていたケア・プロセス評価を一元化し,医療の質と安全にさらなる重点が置かれる構成となった.その枠組みを踏襲し小改訂を経て,2010年度から第6版が使われているが,この数年で,評価方法の大改革に向けて準備が進んでいる.臨床指標に関する取り組みも,一層前向きに捉えられることとなるであろう.こういった第三者による医療施設の機能評価・認定は,2001年度から認定の広告が可能となり,2002年度から一部で施設基準の構成要素となり事実上診療報酬と関係するようになってきた.

　評価は断面的なものではなく,マネジメントの基本である.改善のサイクルが回っているかどうかが重視される.病院機能評価の中でも,国内外の情勢からすると,臨床指標を活用した医療の質の維持や向上が,今後,より重視されていくことと思われる.ただし,臨床指標の算出のためのデータを標準化され

た形で収集するのは，各病院のレベルではとても労力のかかることである．その点でDPCデータは，共通の定義で情報が標準化されており，様式1に加えて投薬や検査などの診療行為の情報も詳細に入っているという強みを持つ．そして社会的インフラとして一旦作られれば各病院レベルでの追加的投資・労力を必要とせずにデータ収集を効率的にかつ多施設で行うことを可能としている．それゆえ，DPCデータは，臨床指標の作成とその施設間・施設内比較による質改善のためのシステム構築のために大きなポテンシャルを持っているのである．

4. 診療活動の指標化プロジェクトとマネジメントの展開

2003年から特定機能病院にDPCを用いた包括評価が導入され，その対象は拡大されてきた．しかし，この布石となる具体的な動きはそれ以前よりかなり遡ることができる．1995年度，有力民間病院の自発的協力により米国DRGを参考としつつ診断群分類ごとのパフォーマンスの比較が既に開始されていた．これがQuality Indicator/Improvement Projectの始まりであり，診断群分類に関する一連の事業の基礎作りと進展に寄与してきたことは特筆すべきであろう．1997年度におけるデータ収集分析を経て，1998年からの診断群分類を用いた国立病院等10施設での定額払いの試行が始まっている．その3年後，2001年度からは厚生労働省の研究事業として民間病院などで診断群分類のためのデータ収集が開始され，先述のように2003年度から，診療報酬制度として特定機能病院にDPCを用いた包括評価(DPC/PDPS)が導入された．その後，調査対象病院と実際の支払制度の適用病院が拡充し，既に，調査対象病院の病床数合計は，全国の一般病床の半分を占めるに至っている．ここで重要なことが2点ある．

(1) 数年から10年かけての準備，政策の進捗があった．そして，
(2) 政策の将来を見据えて，数年から10年前から，取り組みを始めている経営者がいた，

ということである．

1995(平成7)年度に発足，「有力な病院同志でデータを比較し，医療の質と効

率をさらに高めよう」、そして、「わが国の医療をリードしよう，制度・政策の改善に貢献しよう」という趣旨で，QIP(Quality Indicator/Improvement Project)は始まった．始まった当初は Quality Indicator Project であったが，後に，改善を強調する意味もあり名称に"Improvement"が加わった．志高い民間病院約10病院でスタートし，DPC が制度に導入され普及してから参加数も増え，2010年3月時点で北海道から沖縄の全国300近くの有力病院が参加している．

集められるデータは，匿名化されており個人情報ではないが，機密情報として慎重に取り扱う必要がある．しっかりと情報セキュリティを管理するシステムが必要である．そこで第三者による審査・認証を受け，研究室レベルで国際規格 ISO27001 の取得・維持を行い情報セキュリティ管理を行っている．データ保護，情報漏えい対策についてはソフト面ハード面で行い，守秘義務の徹底，教育訓練を行っている．さらに文部科学省・厚生労働省の倫理指針を遵守し，医学部倫理委員会により厳格な倫理面の審査，第三者による研究計画の審査をもって承認を得ている．

多領域に及ぶ指標の検討には，臨床各診療科・専門医，経営・管理実務者・研究者，解析及び情報技術の専門家といった包括的チームによる多くの専門的なマンパワーの協力，協働で進められてきた．診療領域でいうと，内科(循環器，糖尿病，感染症・総合内科，神経内科)，外科(消化器，乳がん)，産婦人科，小児科，整形外科，皮膚科，麻酔科，放射線科，リハビリの専門家が，学閥を越えて連携し討議し，ときに学会との連携もしながら，分析を進めてきたのである．

多施設で比較可能なデータをフィードバックしていく中で，プロセスやアウトカムが改善していくことが期待される．現に，急性心筋梗塞の院内死亡率が年々改善していったアウトカムの改善事例や，胃切除の予防的抗生剤投与が適正化していったプロセス改善事例(図3-10)が既に存在する．言うまでもないが，これらの改善は，病院での医療者のご尽力の賜である．

データを活用する際，他施設との比較は，次の改善ステップに進むための大きな推進力となる．医療プロフェッショナルのネットワークを促進することで，お互いに刺激しあい，よいところを学び合う風土が醸成されることが望ましい．近年，多施設のいろいろなデータや情報が公に出てくるようになり，施設間の

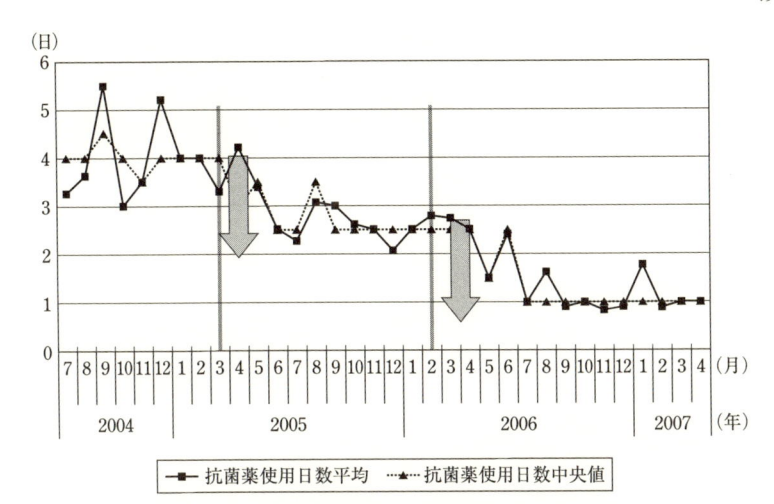

図3-10 予防的抗生投与の適正化を進めた事例
出所) Quality Indicator/Improvement Project (QIP).

比較が可能になってきている．ベンチマーキングという言葉が医療界でもよく使われるようになったが，ベンチマーキングは，本来は，現在巷で使われているように他と比較することのみを指すものではない．数値(業績尺度，評価指標等)などのパフォーマンスを比較し，さらに，そのパフォーマンスを生み出している方法論，プロセスやメカニズムを比較し，その比較分析をもって飛躍的な改善を行うべく，自分の組織にあったベストの方法やプロセスを実現することが併せて求められるのである．この新たな方法やプロセスを自分の組織で実現するまでもっていくことこそがベンチマーキングの真髄である．

診療パターンへのアプローチには，教育的配慮のもと，院内でガイドラインやアルゴリズムを決めたり，クリニカルパスを作ったり，監査を行ったり，リマインダーを送るなど，の方法があろう．情報共有しながら主体的に参加できるほど望ましい効果が得られると考えられる(図3-11)．一方で，せっかくの改善が教育的介入をやめると元に戻ってしまうこともある(Tobin *et al.*, 2001 ; Pentti *et al.*, 2003)．教育介入して一旦適正化したとしても，さらに維持・歯止めが重要であることを再認識すべきである．

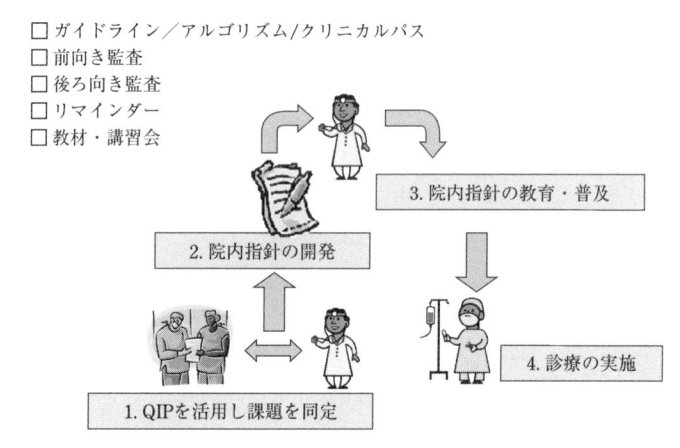

- □ ガイドライン／アルゴリズム／クリニカルパス
- □ 前向き監査
- □ 後ろ向き監査
- □ リマインダー
- □ 教材・講習会

1. QIPを活用し課題を同定
2. 院内指針の開発
3. 院内指針の教育・普及
4. 診療の実施

図3-11　診療パターンへのアプローチ

出所）Quality Indicator/Improvement Project(QIP).

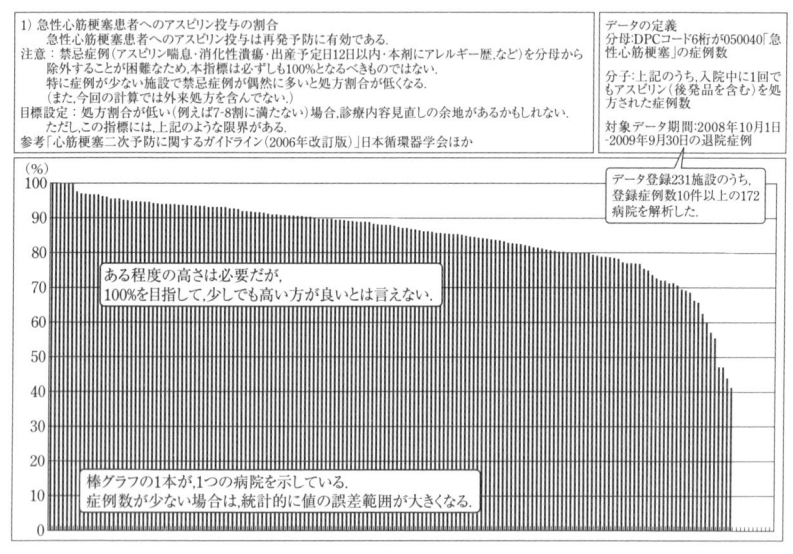

1）急性心筋梗塞患者へのアスピリン投与の割合
　急性心筋梗塞患者へのアスピリン投与は再発予防に有効である．
　注意：禁忌症例（アスピリン喘息・消化性潰瘍・出産予定日12日以内・本剤にアレルギー歴，など）を分母から除外することが困難なため，本指標は必ずしも100％となるべきものではない．
　特に症例が少ない施設で禁忌症例が偶然に多いと処方割合が低くなる．
　（また，今回の計算では外来処方を含んでない．）
　目標設定：処方割合が低い（例えば7-8割に満たない）場合，診療内容見直しの余地があるかもしれない．
　ただし，この指標には，上記のような限界がある．
　参考「心筋梗塞二次予防に関するガイドライン（2006年改訂版）」日本循環器学会ほか

データの定義
分母:DPCコード6桁が050040「急性心筋梗塞」の症例数
分子:上記のうち，入院中に1回でもアスピリン（後発品を含む）を処方された症例数
対象データ期間:2008年10月1日-2009年9月30日の退院症例

データ登録231施設のうち，登録症例数10件以上の172病院を解析した．

ある程度の高さは必要だが，100％を目指して，少しでも高い方が良いとは言えない．

棒グラフの1本が，1つの病院を示している．症例数が少ない場合は，統計的に値の誤差範囲が大きくなる．

図3-12　臨床指標の多病院間比較の公表例

注）実際には，各々の病院名が上図に付されており，附表では分母と分子となる症例数や割合が具体的数値で公表されている（京都大学大学院医学研究科医療経済学分野（QIP）資料）．
出所）Quality Indicator/Improvement Project(QIP).

5. 臨床指標の公表と，経営改善の契機

5.1 臨床指標公表の実際

　患者の個別事情や重症度の違いといった問題を完全にクリアすることはできないが，指標の限界を知って，利用目的を明確にすれば，市民や医療者にとって役立つポテンシャルは大きいと考えられる．2010年度，厚生労働省が診療の質の評価・公表事業の後押しを行い(医療の質の評価・公表等推進事業)，それを契機に医療界での臨床指標への注目が一層高まってきた．QIPによる指標公表の例を図3-12に示す．

5.2 臨床指標公表の論点整理

　臨床指標を，多施設比較可能な形で公表する意義は，どこにあるだろうか．臨床指標の公表に既に踏み切っている国々は数多くがあるが，これらの先行例の文献報告をもとに，指標公表の論点整理を行った(Marshall *et al.*, 2000 ; 2002 ; 2003 ; Robinowitz and Dudley, 2006 ; Epstein, 2006 ; Tu *et al.*, 2009) (表3-3)．

　参加病院医療者は説明責任をより意識せざるを得なくなるが，受身で臨むのではなく，積極的にデータを活用し，自律的に自施設の質を向上していくことが望まれる．公表を契機にデータを真剣に見て，自院の位置づけを知り，診療改善の動機となりうる．また，各参加病院は，診療改善に積極的な病院(質保証に自信がある病院)として社会に認知される．さらには，将来の制度化された公表に向けての「準備段階」として，病院内部での準備・改善に取り組むことができる．そして，他の一般の病院にも模範を示し日本の医療全体に貢献しうるといえよう．

　患者にとって指標は，より質の高い病院を選択するための意思決定を支える情報となる．しかし，必ずしも公表された臨床指標が患者の目を引くとは限らず，また目に入ったとしてもそれらを患者が理解して信頼し，病院の選択に用いることは少ない．一部が過度に強調されて視野が狭くなることがある．マスメディアは，公表された臨床指標利用の先導者として，情報の普及に貢献する．一方で，情報を過度に単純化し，センセーショナルに報道する傾向も否めない．

　指標の公表は，医療者や医療機関にとっては診療を見直し改めるきっかけに

表 3-3　臨床指標の公表に関する論点整理

	長　　所	短　　所
患者・消費者	・指標を比較することで，より質の高い医療を提供する病院の診療を選択できる（利用度は，若い人，高等教育を受けた人で高い）． ・情報を利用することが病院の質改善への取り組みを促進させる．	・必ずしも公表された臨床指標が患者の目を引くとは限らない． ・また目に入ったとしてもそれらを理解し信頼して，得た情報を病院の選択に用いることは少ない． ・利用される際に一部が過度に強調されて視野が狭くなることがある．
政府・保険者	・質の高い医療が国民に提供されることで労働者の生産性が高まる． ・臨床指標の公表は，僅かながら医療購買者の行動に影響を与える． ・詳細な指標の比較データよりも，認証などの包括的な質の保証やコストに，より大きな関心を向ける．	
医療者	・診療を見直し，改めるきっかけになる． ・より質の高い医療を行う職場を選択できる． ・レポートに対するネガティブな姿勢は時間と共に緩和される．	・消費者よりも臨床指標の公表に対して慎重であり，利用を最小限に留めようとする． ・公表された臨床指標を疑い否定することもある． ・専門職の独立性・自律性に外から介入されるという意識をもちうる．
医療機関	・多くの場合，診療パフォーマンスが改善する． ・病院の透明性や説明責任に対する要求に応えることができる． ・病院間の競争が診療の質改善の動機になる． ・より良い設備や独自サービス導入の契機となる． ・取組みが病院の名声を高めることに繋がる．	・データの間違いやミスリーディングは病院に不当な損害を与える事がある． ・真の重要性とは別に，指標化された領域を重要視したり優先してしまうことがある． ・クリームスキミングを行う可能性がある． ・臨床指標の算出，公表にコストが必要である．
	・医療機関は公表された臨床指標を比較的よく利用し，反応する． ・指標が悪い医療機関ほどデータ自体やデータに基づいた行動の妥当性に批判的な傾向にある． ・しかし，公表に批判的な病院でも，公表データなどを使って質改善を行っている場合がある．	
マスメディア	・公表された臨床指標利用の先導者として，情報の普及に貢献する．	・メディアの特徴として情報を過度に単純化し，センセーショナルに報道する傾向がある．
全般	・指標を選ぶ際に重要であることよりも測定しやすい事が優先することがある．	

出所）Quality Indicator/Improvement Project（QIP）．

もなる．また，病院間の競争が診療の質改善の動機になる．しかし，真の重要性とは別に，指標化された領域だけを限定的に重視したり優先してしまう可能性もある．専門職の独立性・自律性が脅かされるというネガティブな意識を持ったり，公表された臨床指標の妥当性・信頼性を疑い否定することもある．実

際，臨床指標に完全なものはなく，問題や限界を内在しており，それらへの理解と配慮を求めることが必要である．

診療の質の数量化は，重要な多くの側面を持つ「医療の質」の，数値化しやすい一部の指標しか取り上げることができない．また分母に相当する症例の絞り込みやリスク調整が不完全であることなど，限界があることを踏まえて，懲罰的にではなく，医療の改善の推進力になるように前向きの姿勢で利用していく必要がある．

6．おわりに

医療サービスの評価にあたっては「保証」（Quality Assurance）と「改善」（Quality Improvement）と2つの志向性がある．「保証」は最低限の質を確保しようというものであり，基準をクリアすることに焦点がある．極論すれば，最低基準をクリアさえすれば，ぎりぎりの低いレベルであってもそれ以上の質の向上は関心の対象にならないこともありうる．一方「改善」の概念は，相対的に質の高い場合も低い場合も，要改善点を見出し，より高いレベルへ向上させることが基本にある．医療サービスの質は，合格，不合格の2項ですべてを簡単に割り切れるものではなく，連続的なものであり，その連続的な分布上の1点にすぎない．何らかの最低基準は人為的なものであり，それについて万人が満足するものではない．それをクリアしている病院でも，さらに要改善点を見出して，より向上するための助けとなろうとするものである．特に，プロフェッションの自己修復機能に信頼が置かれているとき，「改善」志向の評価は大いに力を発揮するであろう．医療のプロセスや実績の透明化に対する社会的要請が益々強まる現在，質向上への組織だった取り組みや，データによる実績の情報開示などを通じ，プロフェッションの自律性を維持するためには，自発的積極的に質保証の堅固なしくみを世に示していく必要がある．

データを前向きに活用し，データ公表も改善の契機として積極的に利用できるようになるには，目的意識の明確化・共有，そして組織文化の醸成が重要となる．今は自発的な病院データの公表も，近い将来に様々な形で，制度化される可能性がある．その時になって，「貴院ではこの指標値が不十分だ」「この領

域の改善をもっと進めるべきだ」などと外部から追い立てられては,ストレス増大である.やりたい医療を夢を持って行っていくには,医療制度の流れを先取りし,積極的に透明化を図り,経営基盤を強化することが求められる.人づくり,風土づくりが益々重要となるのであろう(今中, 2010).そうした組織づくりを支える社会的インフラとして,比較可能で多施設から収集された大規模診療情報データが不可欠なのである.

謝辞:本章の基礎をともに築いてきた,京都大学医療経済学分野関係者の皆さん,QIP参加病院ほか協力病院の方々,そして,DPC 研究班の皆さんに,深く御礼申し上げます.

引用文献

Donabedian A: Evaluating the quality of medical care. Milbank Quarterly 44: 166-203, 1966

Donabedian A: A Guide to Medical Care Administration, Volume II: Medical Care Appraisal-Quality and Utilization. American Public Health Association, Washington DC, 1969

Donabedian A: The Definition of Quality and Approaches to its Assessment. Explorations in Quality Assessment and Monitoring. Volume 1. Health Administration Press, Ann Arbor, Michigan, 1980

Epstein AJ: Do cardiac surgery report cards reduce mortality? Assessing the evidence. Medical Care Research and Review 63(4): 403-426, 2006

Evans E, Imanaka Y, Sekimoto M, Ishizaki T, Hayashida K, Fukuda H, Oh EH: Risk adjusted resource utilization for AMI patients treated in Japanese hospitals. Health Economics 16(4): 347-359, 2007

Fukuda H, Imanaka Y, Ishizaki T, Okuma K, Shirai T: Change in clinical practice after publication of guidelines on breast cancer treatment. International Journal for Quality in Health Care 21(5): 372-378, 2009

Hayashida K, Imanaka Y, Sekimoto M, Kobuse H, Fukuda H: Evaluation of acute myocardial infarction in-hospital mortality by risk adjustment based on Japanese administrative data. Journal of International Medical Research 35(5): 590-596, 2007

今中雄一:医療施設の機能評価(2)――方法論の現状と将来性.病院 55: 1176-1179, 1996

今中雄一編:「病院」の教科書.医学書院,東京, 2010

Ishizaki T, Imanaka Y, Sekimoto M, Fukuda H, Mihara H with the Treatment of Subarachnoid Hemorrhage Expert Group: Comparisons of risk-adjusted clinical outcomes

for patients with aneurysmal subarachnoid hemorrhage across eight teaching hospitals in Japan. Journal of Evaluation in Clinical Practice 14(3): 416-421, 2008
Lee J, Imanaka Y, Sekimoto M, Ishizaki T, Hayashida K, Ikai H, Otsubo T: Risk-adjusted increases in medical resource utilization associated with healthcare-acquired infections in gastrectomy patients. Journal of Evaluation in Clinical Practice 16(1): 100-106, 2010
Lee J, Imanaka Y, Sekimoto M, Nishikawa H, Ikai H, Motohashi T, The QIP Expert Group for Clinical Evaluation: The validation of a novel method to identify healthcare-associated infections. The Journal of Hospital Infection (in press)
Lohr KN: Outcome measurement: Concepts and questions. Inquiry 25: 37-50, 1988
Marshall MN, Hiscock J, Sibbald B: Attitudes to the public release of comparative information on the quality of general practice care: qualitative study, British Medical Journal 325(7375): 1278, 2002
Marshall MN, Shekelle PG, Davies HT, Smith PC: Public reporting on quality in the United States and the United Kingdom. Health Affairs 22(3): 134-148, 2003
Marshall MN, Shekelle PG, Leatherman S, Brook RH: The public release of performance data: what do we expect to gain? A review of the evidence. The Journal of the American Medical Association 283(14): 1866-1874, 2000
Murray CJL, Frenk J: A framework for assessing the performance of health systems. Bulletin of the World Health Organization 78(6): 717-731, 2000
日本医療機能評価事業：評価調査者（サーベイヤー）の養成事業
http://jcqhc.or.jp/html/project.htm#surveyor（2011年4月20日アクセス）
Pentti J, Syrjälä M, Pettilä V: Computerized quality assurance of decisions to transfuse blood components to critically ill patients. Acta Anaesthesiologica Scandinavica 47(8): 973-978, 2003
Quality Indicator/Improvement Project(QIP)［診療パフォーマンス指標の多施設間比較プロジェクト：京都大学大学院医学研究科医療経済学分野］ http://med-econ.umin.ac.jp/QIP/（2011年4月20日アクセス）
Robinowitz DL, Dudley RA: Public reporting of provider performance: Can its impact be made greater? Annual Review of Public Health 27: 517-536, 2006
Sasaki H, Imanaka Y, Sekimoto M, Lee J, Otsubo T: Antimicrobial prescription patterns for children hospitalized with pneumonia and compliance to guidelines in Japan: A multicenter study. Journal of Evaluation in Clinical Practice 16(5): 987-989, 2010
Shirai T, Imanaka Y, Sekimoto M, Ishizaki T, QIP Ovarian Cancer Expert Group: Primary chemotherapy patterns for ovarian cancer treatment in Japan. The Journal of Obstetrics and Gynaecology Research 35(5): 926-934, 2009
Tobin SN, Campbell DA, Boyce NW: Durability of response to a targeted intervention to modify clinician transfusion practices in a major teaching hospital. Medical Journal of Australia 174(9): 445-448, 2001

Tu JV, Donovan LR, Lee DS, Wang JT, Austin PC, Alter DA, Ko DT: Effectiveness of public report cards for improving the quality of cardiac care: The EFFECT study: A randomized trial. The Journal of the American Medical Association 302(21): 2330-2337, 2009

Umegaki T, Sekimoto M, Hayashida K, Imanaka Y: An outcome prediction model for adult intensive care. Critical Care and Resuscitation 12: 96-103, 2010

第4章　診療プロセスと臨床評価

藤森研司・小林美亜・池田俊也

1. はじめに

　DPCデータは本書第2章に解説されているように，患者の基本情報を持つ様式1と診療内容を記載したE/Fファイルなどから構成される．様式1は簡易退院サマリとも言えるものであり，生年月日，性別，入退院日，転帰や傷病名のみならず，手術名や手術日，化学療法の有無，ADLや癌のTNM分類などの各種のスコアが記述されている．E/Fファイルはレセプトが実施日とともに記述されたようなファイルであり，Eファイルにはオーダ単位で回数，実施日，総点数が記述され，Fファイルにはその詳細な内容が行為，薬剤，材料の個別単位で数量とともに記述されている．

　DPCの重要なルールとして，これらのファイルは全国統一の形式で記述され，傷病名はICD-10，行為・薬剤・材料については厚生労働省の標準コードで記述されなければならない．この統一規格の普及がDPCデータをして全国レベルでの比較分析を可能としており，このデータから得られる知見は今後日本の医療政策や診療のあり方の議論にとって大きな資産となっていくことが期待されている．世界的にも患者分類の普及は進んでいるが，医療行為を詳細レベルで全数集積するような枠組みは日本でのみ実現されているものである．

　DPCデータを用いた在院日数の比較や出来高点数の分析により，病院マネジメントの基盤としてDPCデータの活用はほぼ定着してきたように思われる．最近ではパスの分析も可能となってきた．医療の質にかかわる検討や診療プロセスの比較も報告がされている(Kuwabara *et al.*, 2008a；2008b；2009a；2009b；2009c)．

　診療プロセスとは時系列を持った医療行為の一連であるが，これを明確に記述することで診療計画の一貫性が担保されているかいないかが検討可能となり，

院内あるいは他施設との比較も容易になる．比較を通じて医療の質の向上のために改善すべき点は何か，が把握されやすくなる．従来，個々の医療機関は自院の医療情報システムのデータの範囲でのみ分析可能であったが，DPC データによって初めて多施設間での大規模分析が可能となったのである．

　DPC データの持つもう 1 つの大きな可能性は臨床研究への活用である．従来は 1 病院から数病院の小規模な臨床研究か，あるいは大規模ではあるが行為の有り・無しの二値的な情報に基づく分析が主体であったが，DPC データにより時間軸も加味した大規模分析が可能となる．このことにより臨床上の新たな知見が発見される期待も高まる．

　DPC データの臨床研究への応用は緒に就いたばかりであり，どのような可能性があるのかについて系統的な検討はまだされていない．本章では大腸（上行結腸から S 状結腸）の悪性腫瘍の手術を例として，DPC データによる診療プロセスの分析を紹介し，臨床研究への応用の可能性に言及するともに，DPC データを用いた医療の質評価への活用についても述べる．

2. 分析事例

2.1 分析対象

　使用した DPC データは平成 20 年度 DPC 研究班調査事業に参加協力をいただいた医療機関の平成 19 年度データである．平成 19 年 4 月 1 日以降に入院し，同年 7-12 月に退院した患者データであり，DPC 支払病院・準備病院を合わせて 967 病院のデータが含まれている．平成 19 年度データを用いた分析であるので，以下の記述はすべて平成 18 年度定義表に基づく．

　分析対象は大腸（上行結腸から S 状結腸）の悪性腫瘍の根治的手術がなされ，手術・処置 1 および手術・処置 2 がなかった症例であり，支払いコードでは DPC 060035xx0100xx と 14 桁のコードで分類される．表 4-1 に平成 18 年度の定義表に基づく，本 DPC 分類に含まれる傷病名と ICD-10 コードを記す．必ずしも原発性の結腸の悪性腫瘍のみではなく，続発性腫瘍や上皮内癌，カルチノイドも定義には含まれる．

　支払いコードである DPC 060035xx0100xx には大きく分けて 2 つの手技の手

表4-1 DPC 060035 に含まれる傷病名

医療資源を最も投入した傷病名	ICD-10
結腸の悪性新生物	C18$
腸管の悪性新生物，部位不明	C260
消化器系の悪性新生物，部位不明確	C269
骨盤内リンパ節の悪性新生物	C775
大腸および直腸の続発性悪性新生物	C785
結腸の上皮内癌	D010

表4-2 DPC 060035 の手術項目

手術分岐	対応コード	フラグ	点数表名称	区分番号
結腸切除術 全切除，亜全切除又は悪性腫瘍手術等	01	01	結腸切除術全切除，亜全切除又は悪性腫瘍手術	K7193
	01	02	腹腔鏡下結腸悪性腫瘍切除術	K719-3
	01	03	腹腔鏡下結腸切除術	K719-2$
	01	04	後腹膜悪性腫瘍手術	K643
腸吻合術等	02	05	腸吻合術	K724
	02	06	試験開腹手術	K636
	02	07	胃腸吻合術（ブラウン吻合を含む）	K662
	02	08	リンパ節群郭清術	K627$
内視鏡的結腸ポリープ・粘膜切除術 早期悪性腫瘍粘膜切除術	03	09	内視鏡的結腸ポリープ・粘膜切除術 早期悪性腫瘍粘膜切除術	K7211
その他の手術あり	97	97		その他のKコード
手術なし	99	99	手術なし	

術が含まれる．ひとつは開腹手術によるものであり，他方は腹腔鏡によるものである．もともとの分類(基礎分類)では手術フラグとして開腹手術は01，腹腔鏡によるものは02あるいは03と分けられているが，支払い上は対応コード01としてまとめられる(疾患によっては分けたままになっている．たとえば胆石症0600330では開腹手術は01，腹腔鏡は02と区別されている)．このように支払いコードでは必ずしも臨床の視点からの分析やパスの解析に向かない．本章においても結腸癌の手術は支払いコードによらずに，開腹手術か腹腔鏡手術かで分類をしている．表4-2に結腸癌(DPC 060035)において考慮される手術の術式と，支払い用の対応コード，手術フラグについて示す．今回の分析は対応コード01を対象とし，結腸切除術，全切除，亜全切除又は悪性腫瘍手術(K7193)を開腹

表 4-3　DPC 060035 の手術・処置 1 項目

対応コード	フラグ	処置等名称	区分番号
1	4	腸瘻，虫垂瘻造設術	K725
1	3	経皮的腎(腎盂)瘻造設術	K775
1	3	残存尿管摘出術	K784
1	3	尿管膀胱吻合術	K786
1	3	尿管尿管吻合術	K787
1	2	抗悪性腫瘍剤動脈，静脈又は腹腔内持続注入用埋込型カテーテル設置	K611$
1	1	人工肛門造設術	K726
1	1	人工肛門形成術	K736$
0	0	いずれもなし	

表 4-4　DPC 060035 の手術・処置 2 項目

対応コード	フラグ	処置等名称	区分番号
3	7	化学療法あり，放射線療法なし	
2	6	放射線療法	
1	3	人工腎臓	J0382
1	2	中心静脈注射	G005
1	1	人工呼吸	J045$
0	0	いずれもなし	

による手術，腹腔鏡下結腸悪性腫瘍切除術(K719-3)と腹腔鏡下結腸切除術(K719-2$)を腹腔鏡による手術と分類した．後腹膜悪性腫瘍手術(K643)は症例数が少なかったので分析から除外した．

　DPC コードの体系では，11 桁目が手術・処置 1 の項である．DPC 060035 では手術・処置 1 として，表 4-3 に示される項目が評価される．手術・処置 1 も支払いのためのコードと基本的分類のためのフラグがあるが，本研究では対応コード 0(フラグも 0)を分析対象としている．すなわち，腸瘻や人工肛門の造設・形成等はされていない症例である．12 桁目は手術・処置 2 の項である．DPC 060035 では手術・処置 2 として表 4-4 に示される項目が評価されるが，本研究では対応コード 0(フラグも 0)を分析対象としている．すなわち，手術が行われた入院期間内には化学療法や放射線治療等がされていない症例である．注意点として，コードから分かることは同一の入院の中では行われていないということであり，退院後の外来，あるいは再入院時に行われている可能性はあ

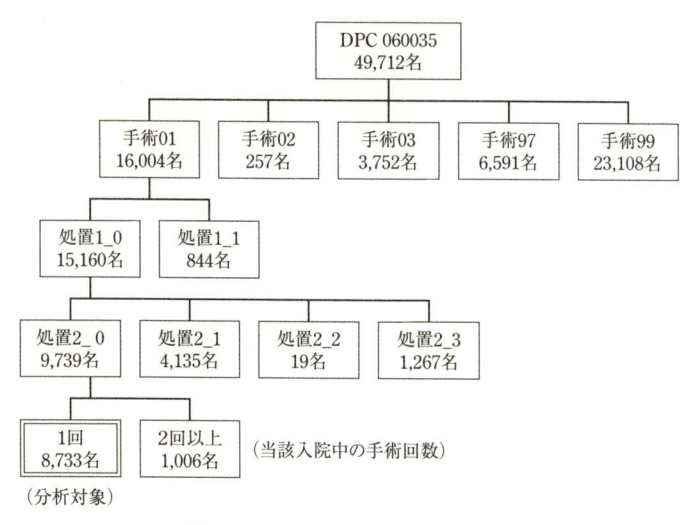

```
                        DPC 060035
                         49,712名
    ┌──────────┬──────────┼──────────┬──────────┐
  手術01      手術02     手術03     手術97     手術99
 16,004名    257名      3,752名    6,591名    23,108名
    │
  ┌─┴─┐
 処置1_0  処置1_1
15,160名  844名
    │
  ┌─┼─────┬──────┐
処置2_0 処置2_1 処置2_2 処置2_3
9,739名 4,135名  19名   1,267名
    │
  ┌─┴─┐
  1回   2回以上   (当該入院中の手術回数)
8,733名 1,006名
(分析対象)
```

図4-1 DPC060035 各群の症例数

る．なお，平成20年度定義表では化学療法が細分化し，フルオロウラシル＋レボホリナートカルシウム＋オキサリプラチン（FOLFOX）とベバシズマブが別対応コードとなっている．

さらに分析対象を明確にするために一入院期間中の手術回数をカウントし，1回（1日）の手術を受けた患者に限定した．まとめると，本研究の対象は結腸癌で開腹あるいは腹腔鏡により根治的な手術が行われ，追加手術はなく，人工肛門の造設や化学療法も受けずに退院をした症例である．データクリーニングを終えたDPC 060035の4万9712名中，上記の要件を満たす8773例（768病院）の分析事例を以下に示す（図4-1）．医療機関別の分析の場合は，20例以上症例数があった137病院4318例を対象としている．特に記載のない場合は，8773例（768病院）の分析結果である．従来まではこの規模の症例数を集積することは極めて時間とコストのかかるものであったが，DPCの導入により各医療機関から寄せられるデータを一括処理することで，短期間に分析を行うことが可能となった．

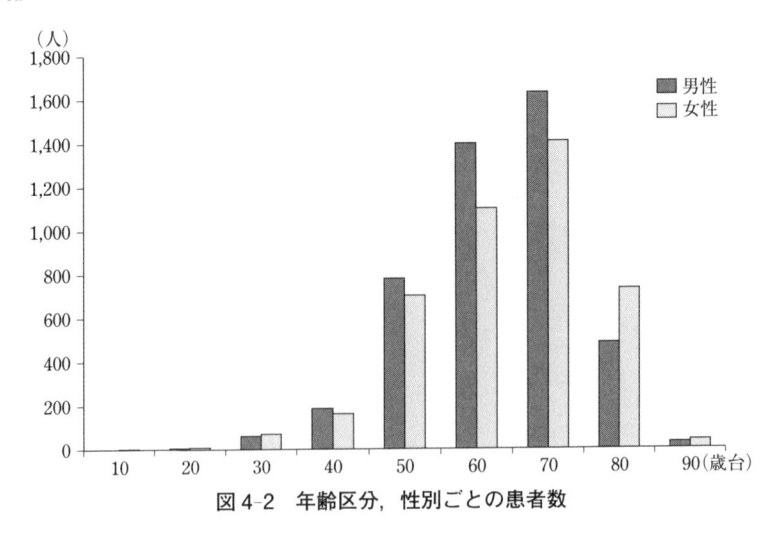

図 4-2　年齢区分，性別ごとの患者数

2.2　対象の基本統計

2.2.1　基本属性

プロセス分析の前に，DPC 060035xx0100xx はどのような患者で構成されているのか概観する．分析対象の 8773 例中，男女比は男：女 = 52.0：48.0％ であった．平均年齢は，男 68.6±10.6 歳，女 69.5±11.7 歳であった．年齢区分，男女区分ごとのヒストグラムを図 4-2 に示す．症例数としては男女ともに 70 歳代にピークがある．

2.2.2　癌のステージ

様式 1 では癌取り扱い規約に基づく癌のステージと UICC 分類に基づく TNM を記載する項目があるが，平成 21 年度までの退院調査ではいずれも非必須の項目であり記載率は低い．本分析の対象患者においても癌のステージの 64％ が未記入という状況であった．一般に，ほぼ全例が記載されている医療機関と，ほぼ全例が記載されていない医療機関に二分される．

ステージのデータが記載されている DPC 060035xx0100xx の割合は，stage 0：2％，Ⅰ：10％，Ⅱ：11％，Ⅲ：10％，Ⅳ：3％ であった．

表 4-5　最も医療資源を投入した傷病名と ICD-10 コード

ICD-10	傷病名	患者数	%
C180	回盲部癌	1,001	11.4
C181	虫垂癌	53	0.6
C182	上行結腸癌	2,409	27.5
C183	肝弯曲部癌	30	0.3
C184	横行結腸癌	1,219	13.9
C185	脾弯曲部癌	19	0.2
C186	下行結腸癌	558	6.4
C187	S状結腸癌	2,883	32.9
C188	大腸癌，境界不明	8	0.1
C189	大腸癌，詳細不明	563	6.4
C269	消化管カルチノイド	2	0.0
C785	転移性大腸腫瘍	17	0.2
D010	結腸上皮内癌	11	0.1

2.2.3　手術部位

　DPC 060035 に含まれる傷病名の大部分は ICD-10 コードの C18 で始まる結腸(上行結腸からS状結腸)の悪性腫瘍である．直腸，肛門の悪性腫瘍は含まず，これらは DPC 060040 に分類される．

　C18 コードの4桁目は腫瘍の部位を示し，この分析から根治的な手術が行われた部位の推計ができる．表4-5 に ICD-10 コードと症例数，構成割合を示す．表4-5 より日本における結腸癌の手術はS状結腸癌(C187)，次いで上行結腸癌(C182)で多く施行されていることが分かる．

　DPC 060035 には消化管カルチノイド(C269)，転移性大腸腫瘍(C785)，結腸上皮内癌(D010)も含まれ，今回の対象患者では合わせて30症例あったが，これらの疾患では ICD-10 コードからは部位判断はできない．

2.2.4　手術手技と部位

　様式1の手術欄には術式が診療報酬請求体系のKコードで記述され，手術日や麻酔方法なども記載される．あるいはFファイルには手術行為が医事請求用の診療行為マスターのコードによって記述されている．一般には両者は一致するが，前者は医師あるいは診療情報管理の担当者によって記述され，後者は医事会計担当者によって確定される．後者においては請求できない医療行為

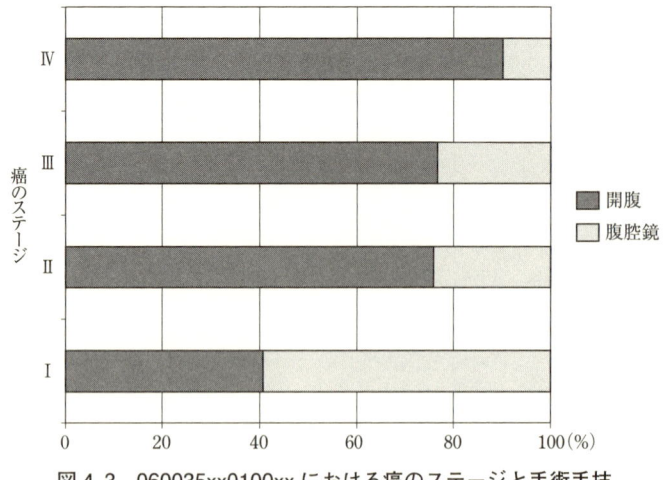

図4-3 060035xx0100xx における癌のステージと手術手技

は記述されないが，保険請求における明確な基準で記述されている．そうした違いを踏まえて，本章では後者のFファイルを解析して各症例の手術方式を特定した．

　様式1の癌のステージと組み合わせて，ステージごとの手術手技の分析が可能である．図4-3はステージの記載のあった3113症例において，癌のステージと手術手技の割合を見たものである．ステージⅠでは腹腔鏡下手術の割合が多く，ステージⅡ，Ⅲは開腹手術が70％強，ステージⅣは症例数が少ないが10％程度が腹腔鏡で行われていた．

　図4-4に半年間で20例以上の症例数を持つ137病院において，手術における手技の割合を示す．1つの縦線が1つの医療機関である．それぞれの医療機関において患者のステージ構成に大きな偏りがあるとは想定しにくいが，腹腔鏡下手術と開腹手術の割合には明らかなプラトーはなく，特定の傾向はみられない．

　それぞれの手技における病巣の部位別の割合を図4-5に示す．これは開腹による手術，腹腔鏡による手術のそれぞれで，部位の割合を示したものである．絶対数ではいずれの部位においても開腹手術が多いが，手術手技内の割合においては，腹腔鏡ではS状結腸の手術が多い傾向が示された．これは遊離部分

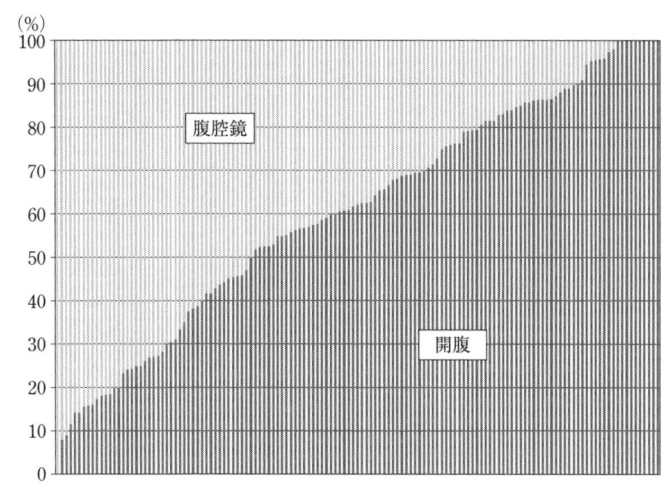

図 4-4　医療機関別手術手技の割合

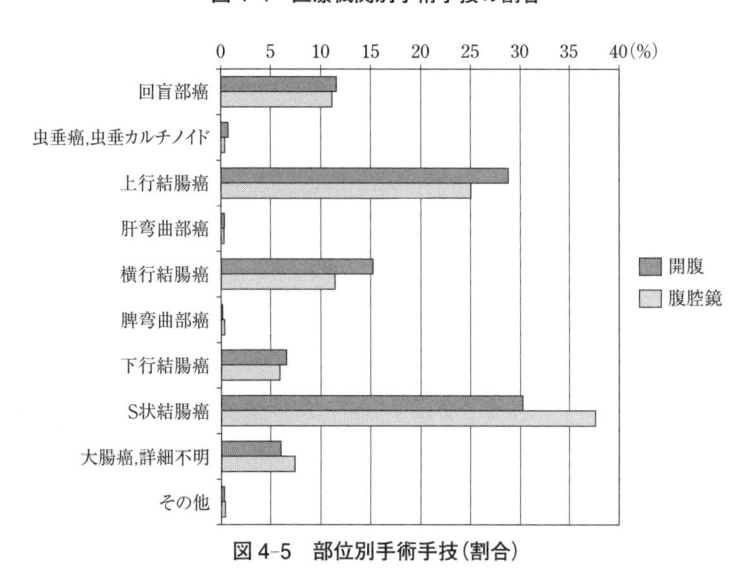

図 4-5　部位別手術手技(割合)

であるので，腹腔鏡下手術がやりやすいことの反映であると考えられる．その他の部位では，相対的に開腹手術によるものが多い．今後，癌のステージ記入が必須項目となり，ステージごとの症例数が十分多くなれば，さらにステージ別，部位別の手技の分析が可能である．

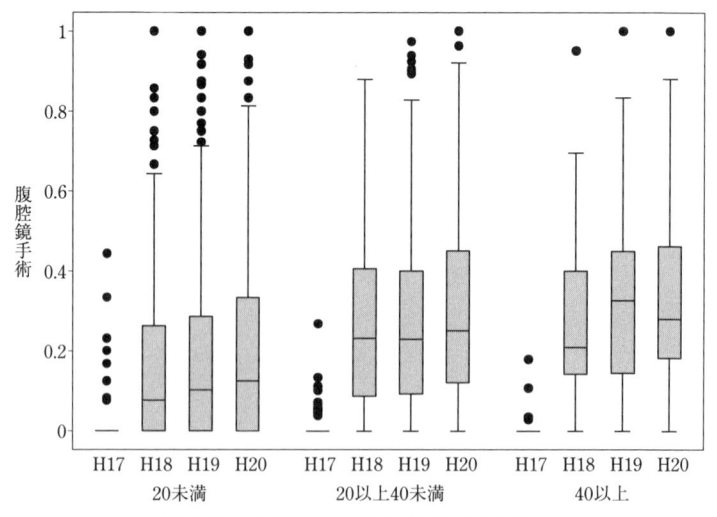

図4-6　年度別症例規模別腹腔鏡手術割合

　DPCデータを経年集積することで医療技術の変遷・浸透度を見ることもできる．図4-6はDPC研究班の平成17-20年度の4年間のデータセットで，大腸(上行結腸からS状結腸)の悪性腫瘍における内視鏡手術の割合を，手術症例数(20症例未満，20症例以上40症例未満，40症例以上)で医療機関を分類して表示したものである．

　各年度の参加医療機関は必ずしも同一ではないので解釈には注意を要するが，平成17年度は少数の施設でのみ施行されていたものが平成18年度に一気に24%台に普及し，その後も微増を続けることが観察される．症例数の多い医療機関で新しい技術への適応がやや早いようである．

2.3　在院日数の分析

　DPCの患者分類により在院日数の比較が意味を持つようになった．従前，在院日数は病院単位の平均値であり，疾患のケースミックスを反映しておらず，医療機関間の厳密な比較は困難であった．患者分類を用いることで医療機関の規模や性格は異なっても，病態を反映したDPC単位では在院日数の比較が可能である．さらに術前日数・術後日数に分けて検討することで，在院日数の短

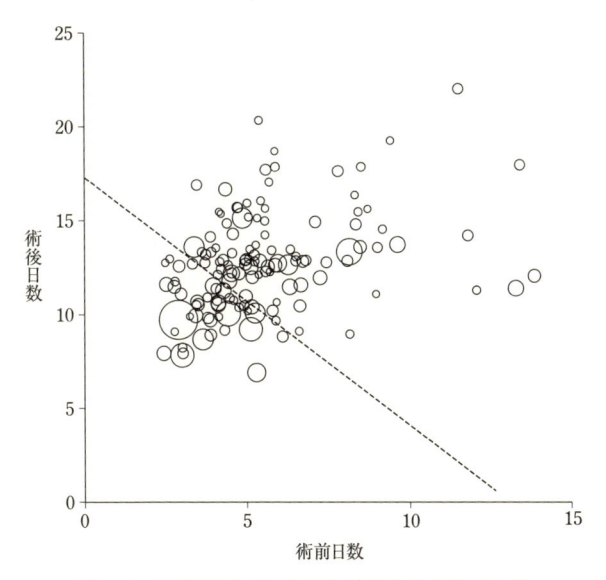

図4-7 医療機関別平均術前日数と平均術後日数

縮あるいはパスの作成を考える場合，よりどちら側に改善のウェイトを置くか判断に資することができる．

図4-7は術前日数をX軸，術後日数をY軸に置いて，医療機関ごとにプロットしたものである．平成18年度の診断群分類点数表ではDPC 060035xx0100xxの入院期間IIは19日であり，これは平均在院日数が18日強であることを意味する．図4-7中の斜破線は手術日を除く在院日17日を達成するための術前・術後日数の関係を示すものである．円の大きさは症例数に比例する．

斜破線よりも左下に位置する医療機関は，いずれにしても全国平均在院日数よりもトータルの在院日数が短い．強い相関はないものの，術前日数の短い医療機関は，術後日数も短い傾向がみられる．一方で，破線の右上に位置する医療機関では，①X軸右方向の医療機関は術前日数が長い，②Y軸上方向の医療機関は術後日数が長い，③右斜め45度方向の医療機関は術前・術後のいずれも長いことを示す．このようなプロットにより，在院日数の短縮に向けて術前術後のどちら側の改善を主として目指すのか，より具体的な戦略を練ることも可能であろう．

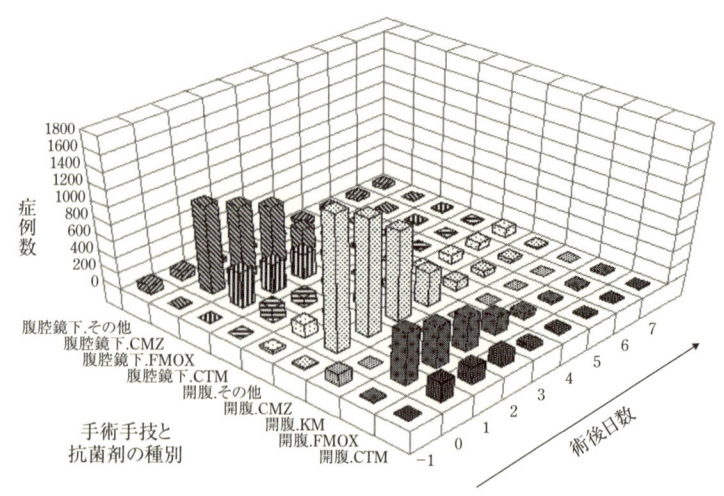

図 4-8　手術手技と抗菌剤の種別，術後日数，使用人数

　図 4-7 は各医療機関の開腹手術と腹腔鏡手術の症例が合わさったものであるが，手技別の平均在院日数は，開腹手術で 19.8±8.7 日，腹腔鏡が 14.8±6.2 日であった．図には示さないが，術前・術後で見ると腹腔鏡による手術に比較して，開腹手術の術後日数のばらつきが大きい．術前日数については腹腔鏡においても相当のばらつきが見られるが，腹腔鏡手術では比較的ばらつきが少ない．術前はイレウスの処置で手術までの日数が長くならざるを得ない場合もあり，患者像によっては単純な比較の難しい場合が想定されるが，これは入院時併存症を見ることである程度の判別は可能と考えられる．さらに開腹手術と腹腔鏡による手術がともに 10 症例以上あった 41 病院において，両者の在院日数の関係をみると，$R^2 = 0.388$ と弱い相関ではあるが正の相関がみられ，開腹手術の在院日数の短い医療機関では腹腔鏡による手術の在院日数も短いことが示された．同一の疾患における異なる手術手技であるが，施設固有の要素，たとえば同様に良質なパスがある，あるいは高い患者管理能力があることなどが想像される．

2.4　周術期の抗菌剤の分析

　周術期の予防的な抗菌剤の使用は，パスでコントロール可能な診療プロセス

の代表である．DPC データでは E ファイルに実施日と 1 日当たりの投与回数，F ファイルに抗菌剤の薬剤コードと使用量が記載されている．薬剤コードは商品名・規格ごとに厚生労働省の薬剤マスターに定められているので，DPC データでは個別の商品名と規格で薬剤を詳細に分析することができる．

　開腹手術，腹腔鏡ともに，3 日間の抗菌剤使用が全国的には最も多く，次いで 4 日間使用であるが，腹腔鏡による手術では 1 日限りの投与が 3 番目に多い．腹腔鏡による手術では開腹手術よりも 3 日以内使用日数の頻度がやや高いが，際立った差はない．開腹手術と腹腔鏡による手術がそれぞれ 10 症例以上あった 41 病院において，開腹手術と腹腔鏡による手術における抗菌剤の使用日数は，$y = 0.963x - 0.268$，$R^2 = 0.768$ と比較的強い正の相関を示す．全体に腹腔鏡における抗菌剤の投与日数がやや短い傾向にはあるが，開腹手術で使用日数の長い病院では腹腔鏡手術においても使用日数が長い．

　予防的抗菌剤として使用されている薬剤はセフェム系の第 2 世代が多く，セフメタゾール(CMZ)，フロモキセフ(FMOX)，セフォチアム(CTM)の順である．これを手術手技と抗菌剤の種別，術後日数，使用人数で全体を集計しプロットしたものが図 4-8 である．左下の軸が手技＋抗菌剤略称，右下の軸が術後日数である．ゼロは手術当日を示し，－1 は手術前日である．縦軸が症例数を示す．これは症例数が 10 例以上の病院を対象にして集計している．図 4-8 からは開腹手術で CMZ を使用しているものが最も症例数が多く，およそ 3 日間使用されていることが分かる．

　図 4-9 a)～f)には病院ごとのデータで特徴的なパターンを示すものを掲載した．図 4-9a)は最も症例数の多い病院の使用状況である．開腹，腹腔鏡ともに約 1.5 日であるが，投与が 1 日だけの患者と 2 日の患者が同数程度いると考えられる．2 日目の選択基準は DPC データからは判断できない．図 4-9b)は開腹が 2 日，腹腔鏡が 1 日と明快な使い分けがされている．手技ごとにパスが作成されていることがうかがえる．図 4-9c)は腹腔鏡では CTM は 3 日間であるが，開腹手術では CTM と CMZ の使用患者がほぼ同数いる．なぜだろうか．この状況の説明は複数可能であるが，E ファイルの実施日を見ると同一期間の使用であり，抗菌剤の耐性獲得防止のために計画的に行われているものではないことが分かる．主治医が異なる，あるいは診療科が異なるということも想像

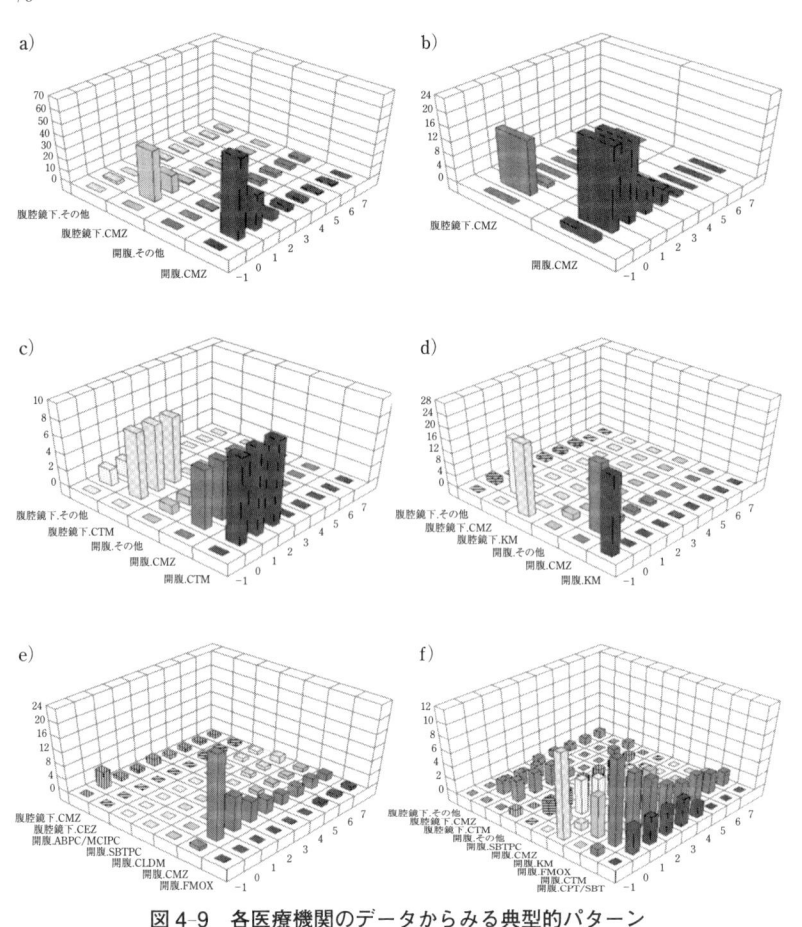

図 4-9　各医療機関のデータからみる典型的パターン

される．図 4-9d)は手術前日にカナマイシン(KM)が投与されている．これは腸管吸収の少ない経口抗菌剤であり，腸管切除の前日に投与すると腹腔内の感染予防の効果が高いと報告されているものである．米国 CDC ガイドライン準拠の使用方法であり，優れた抗菌剤の使用方法であると考えるが，本データセット上は稀な使用方法であった．図 4-9e)は使用している抗菌剤はほぼ CMZ 1 種類であるが，使用日数に明確な終了が見られない．図 4-9f)は使用されている抗菌剤の種類も日数も一定の傾向がなく，ケースバイケースで使用されてい

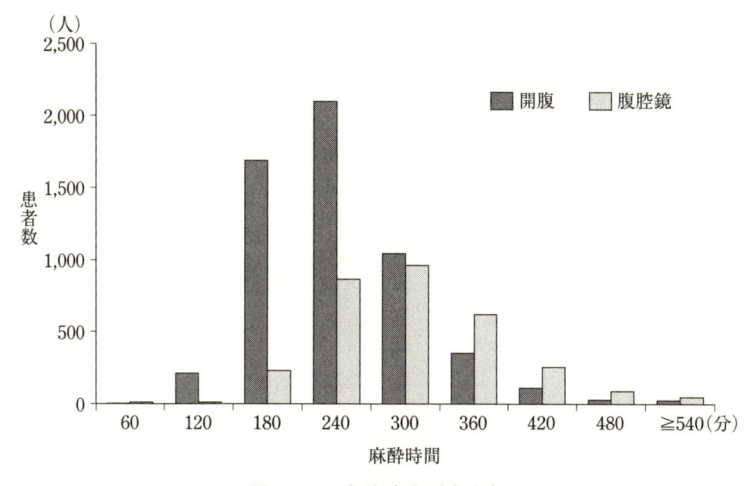

図 4-10 麻酔時間別患者数

るものと推測される.

2.5 麻酔の分析

DPC データでは F ファイルの全身麻酔にかかわるデータに,数量として麻酔時間が分の単位で記述されている.このデータを分析することにより,手術に要した麻酔時間を把握できる.本来であれば手術時間を集計するべきところだが,DPC データには手術時間にかかわる情報はないため,その代替変数として麻酔時間を集計する.麻酔時間に一定の時間を加えると,手術室の占有時間のシミュレーションも可能と思われる.

図 4-10 に個別症例の麻酔時間を 60 分ごとに区分した手技ごとのヒストグラムを示す.開腹手術の麻酔時間は平均 214±68 分,腹腔鏡手術の麻酔時間は平均 276±78 分であった.図 4-11 には腹腔鏡手術における医療機関別症例数と平均麻酔時間の関係を示す.開腹手術でも同様な傾向がみられるが,症例数の少ない医療機関で麻酔時間のばらつきが大きく,特に腹腔鏡手術でばらつきが大きい.症例数が多くなるとともに一定の値に収束することが見て取れる.麻酔時間が長いことが必ずしも医療の質の低さを示すものではないが,手術室と麻酔医をより長く占有するわけであるから,少なくとも手術室の回転率,麻酔医

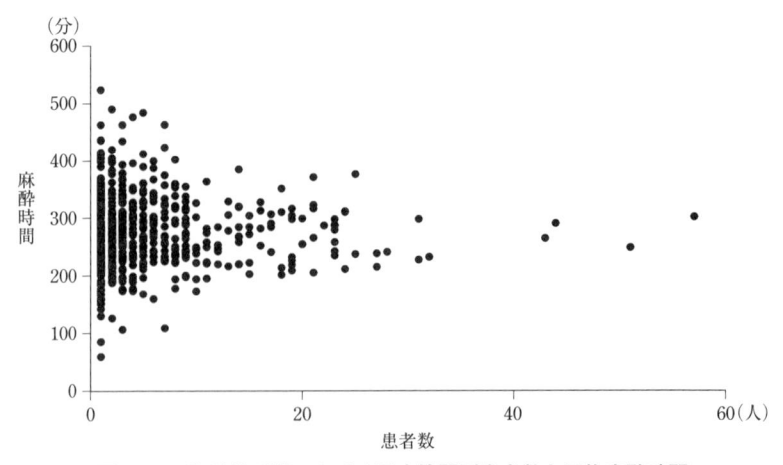

図 4-11　腹腔鏡手術における医療機関別患者数と平均麻酔時間

の適正配置の視点では改善の余地があると言えるだろう．

　麻酔時間が長いことが手技の習熟度によるものなのかは即断できないが，図 4-12 に開腹手術，腹腔鏡手術のいずれも半年間で 10 例以上行っている医療機関で，両者の手技の平均麻酔時間の関連を検討した．右斜 45 度の破線は，両者の平均麻酔時間が同一の場合である．直線回帰では開腹手術と腹腔鏡手術の麻酔時間の相関は弱いが，腹腔鏡手術の極端に長い二医療機関を除くと右上がりの傾向が見て取れる．

2.6　輸血の分析

　結腸癌の手術における平均的な輸血の頻度を手技別に分析した．全手術患者における輸血の頻度は，開腹手術で 5.47％，腹腔鏡手術で 1.34％ であった．輸血が行われた場合の平均輸血量は 200ml 由来の濃厚赤血球製剤に換算して，開腹手術で 3.2 袋，腹腔鏡手術で 3.5 袋であった．図 4-13 に開腹手術における医療機関別の症例数(6 ヶ月)と輸血頻度を示す．

　症例数の多寡によらずに無輸血の医療機関が多いが，症例数の少ない病院で輸血の頻度がやや高い医療機関が散見される．これは腹腔鏡手術においても同様な傾向が見られる．症例数が少ない場合は突発的な 1 例の重みが大きくなるため，この傾向をもって「症例数の少ない医療機関は輸血頻度が高い」とは結

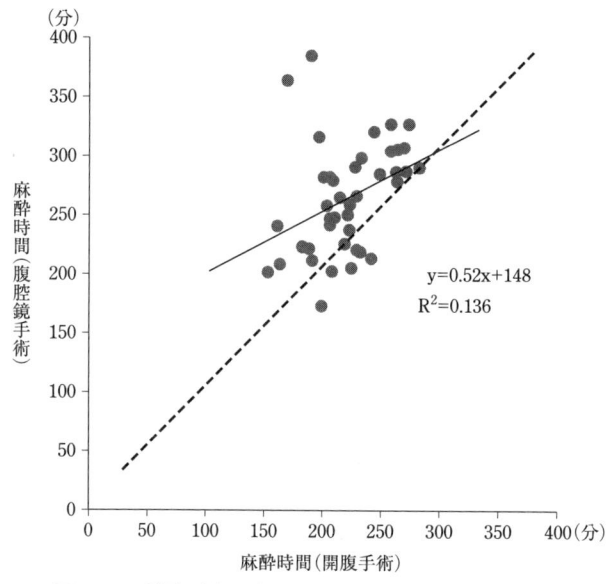

図 4-12　開腹手術，腹腔鏡手術の平均麻酔時間の関係

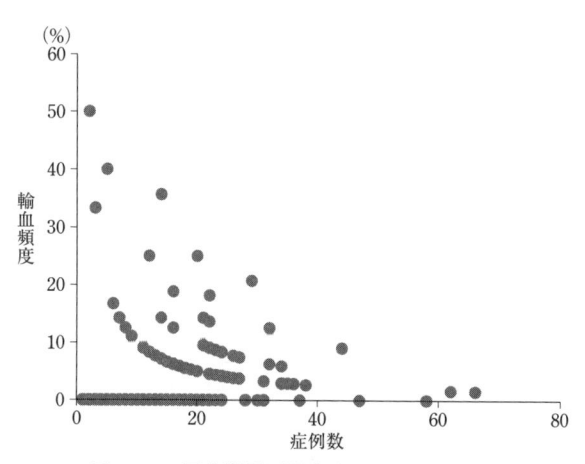

図 4-13　医療機関別開腹症例数と輸血頻度

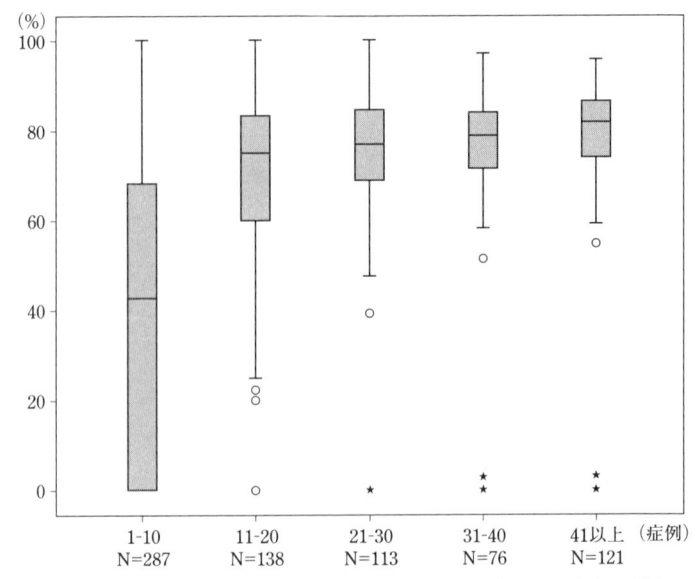

図4-14 症例数カテゴリ別にみた退院時のアスピリン処方率の割合

注1）DPC 050030（急性心筋梗塞，再発性心筋梗塞）の患者を対象に，退院時にアスピリンが処方がされている患者の割合を医療機関ごとに算出．なお，退院日を含めて前2日以内に，7日以上の処方がされている患者に限定．
注2）Nは医療機関数．
データ出所）「平成20年度厚生労働科学研究：包括払いが医療経済及び医療提供体制に及ぼす影響に関する研究（主任研究者：松田晋哉）」参加病院における平成20年度7-12月のDPCデータ．

論できないが，一定の傾向は見られるように思われる．より正確には，1つの疾患に限局せず，同じ診療科が担当する手術の全体的な件数で分析する手法も考えられる．

3．DPCデータを用いた医療の質評価への活用

　DPCデータは，このように診療プロセス分析に活用できることから，診療行為のベストプラクティスを臨床指標として設定することで，医療の質評価に用いることも可能である．また，診療行為のプロセスだけでなく，診療行為の結果としてもたらしたアウトカム情報についても，DPCデータから，臨床指標として抽出できるものもある．
　たとえば，DPCデータは，米国のAHRQ(Agency for Healthcare Research and

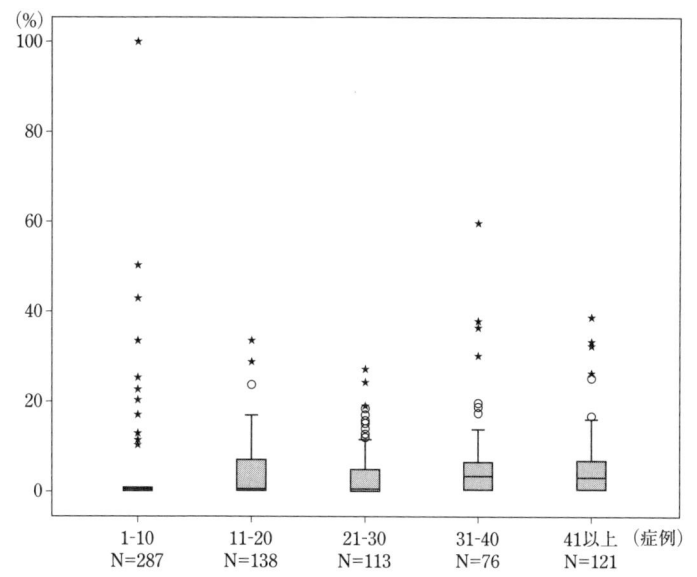

図 4-15　症例数カテゴリ別にみた急性心筋梗塞患者における退院時のβブロッカー処方率の割合

注 1) DPC050030（急性心筋梗塞，再発性心筋梗塞）の患者を対象に，退院時にβブロッカーが処方がされている患者の割合を医療機関ごとに算出．なお，退院日を含めて前 2 日以内に，7 日以上の処方がされている患者に限定．
注 2) N は医療機関数．
データ出所）「平成 20 年度厚生労働科学研究：包括払いが医療経済及び医療提供体制に及ぼす影響に関する研究（主任研究者：松田晋哉）」参加病院における平成 20 年 7-12 月の DPC データ．

Quality)が示した医療の質評価の領域である"Effectiveness（有効性）""Patient Safety（患者安全性）""Timeliness（適時性）""Patient Centeredness（患者志向性）"に関連した臨床指標を抽出するための有用な情報が含まれている（AHRQ）．

"Effectiveness"のプロセス指標の例として，「急性心筋梗塞患者における退院時のアスピリン処方率の割合（図 4-14）」「急性心筋梗塞患者における退院時のβブロッカー処方率の割合（図 4-15）」といった薬剤の適正処方に関する臨床指標が DPC データから算出可能である．わが国の急性心筋梗塞のガイドラインにおいても，「急性心筋梗塞の第一病日に，抗血小板薬（アスピリン）を 160 から 325mg を投与し，以後無期限に 81mg/日または 100mg/日を毎日投与する【クラスⅠ：手技・治療が有益・有効・有用であることに関して多施設無作為介入臨床試験で証明されている】」と示されており（上松瀬，2001），エビデンス

に基づいた診療行為の実施の有無について評価を検討できる．しかし，アスピリンの禁忌情報，持参薬によるアスピリン投与の有無といった情報は取得できないため，厳密な評価には限界が伴う．

また，"Effectiveness"のアウトカム指標では，DPCデータの様式1から入院中の死亡に関する情報を抽出し，主要診断群(Major Disease Category；MDC)，年齢，性別，予定・緊急入院の有無，救急車による搬送の有無，併存疾患数指数(Charlson Comorbidity Index)，在院日数のデータを活用することでリスク調整を行い，標準化死亡比(Standardized Mortality Ratio)の算出も行える(Miyata et al., 2008)．しかし，死亡率の算出にあたっては，重症度以外にも，ターミナルやDNR(Do Not Resuscitate：蘇生処置拒否)指示の患者を除外する等の考慮や疾患の特異性等を反映したリスク調整が必要であり，DPCデータからこのようなデータを取得することはできないので注意が必要である．

"Patient Safety(患者安全性)"のアウトカムについては，様式1の入院後発症疾患名(ICD-10コードで入力)にデータが不備なく入力されていれば，有害事象の発生に関連した臨床指標の把握が可能となる．例として，処置に関連する合併症では「処置に合併する出血および血腫(T81.0)」，「処置の不慮の穿刺および裂傷(T81.2)」，「手術創の離開(T81.3)」，「処置に続発する感染症(T81.4)」，「処置後に体腔または手術創に不注意に残された異物(T81.5)」等がある．実際に，DPCデータを活用して，AHRQのPSIs(Patient Safety Indicators)の「術後の敗血症(図4-16)」の臨床指標の算出を試みたところ，厳密に術後に発生したかどうかを捉えることはできないが，手術を施行した患者におけるこれらのイベントの発生の割合について，ほぼ同様の適用基準・除外基準を用いて算出することは可能であった．また，"Patient Safety"のプロセスの臨床指標の例としては，診療行為を示すE/Fファイルから「肺血栓塞栓症予防管理料」の取得の有無や抗凝固薬の使用に関する情報により，肺血栓塞栓症予防行為の実施の有無について評価を行うことができる．

"Timeliness(適時性)"の臨床指標では，検査やリハビリが実施されたタイミング(図4-17)を臨床指標としてE/Fファイルから抽出できる．ただし，1日単位での把握となり，時間単位で抽出が必要となる臨床指標(たとえば入院後初回リハビリを48時間以内に開始したか，など)については厳密な評価は，日時情報ま

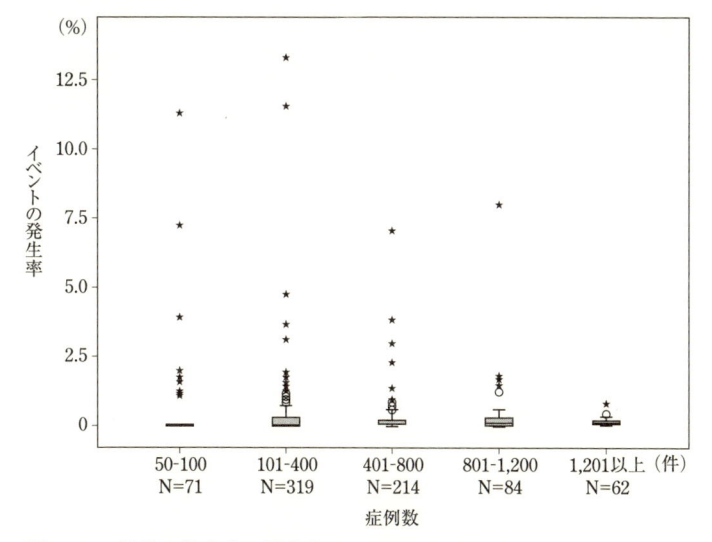

図 4-16　術後の敗血症の発生率(816 施設中,50 症例以上あった施設を対象)

注1) 予定入院で入院期間が4日以上の手術有の患者で,入院後発症疾患名に「A40　レンサ球菌性敗血症」「A41その他の敗血症」「R57.8 その他のショック」「T81.1　処置中のまたはその結果によるショック,他に分類されないもの」.除外基準は PSI に則った.
データ出所)「平成 21 年度厚生労働科学研究:包括払いが医療経済及び医療提供体制に及ぼす影響に関する研究(主任研究者:松田晋哉)」参加病院における平成 21 年 7-12 月の DPC データ.

でしか保有していない E/F ファイル情報からは困難である.

　"Patient Centeredness(患者志向性)" の臨床指標に関しては,E/F ファイルから,医学管理等に関連した診療報酬の算定状況の情報を取得することによって評価が可能な項目がある.たとえば,癌の疼痛コントロールに関しては「がん性疼痛緩和指導管理料」,食事指導については「入院栄養食事指導料」等,退院指導に関しては「地域連携診療計画退院時指導料」等の取得の有無により,把握ができる.しかし,指導内容の適切性についてまで評価することはできない.

　このように,DPC データを活用した臨床指標の算出においては,取得可能なものがある一方で,様々な制約を伴うものがある.したがって,DPC データと他のデータソースからのデータとを有効に連結することで臨床指標を簡便に抽出する仕組みを整備・構築していくことが,今後の課題として求められる.

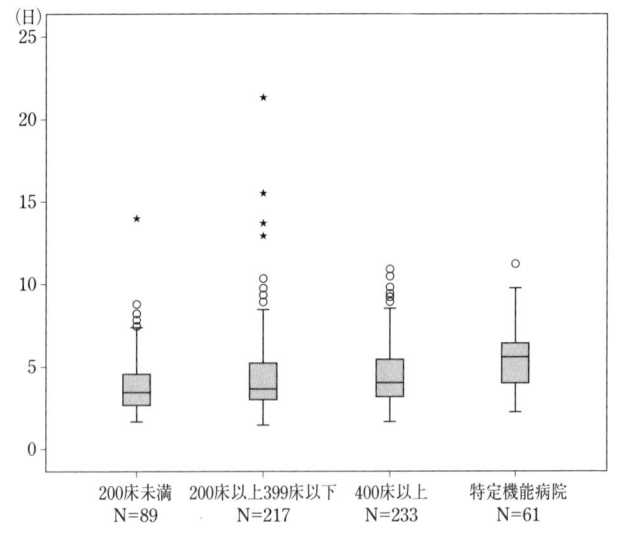

図 4-17　脳梗塞患者の平均リハビリ開始時期の平均

注 1) DPC010060（脳梗塞）の JCS30 未満，手術なし，エダラボンか t-PA 投与の症例について，医療機関ごとに平均リハビリ開始時期を算出．
注 2) N は医療機関数．
データ出所）「平成 20 年度厚生労働科学研究：包括払いが医療経済及び医療提供体制に及ぼす影響に関する研究（主任研究者：松田晋哉）」参加病院における平成 20 年 7-12 月の DPC データ．

4. 考　案

　各医療機関において DPC データの分析が行われるようになり，DPC データを病院マネジメントに活用することはほぼ定着してきたものと思われる．DPC データのもう 1 つの大きな活用方法のポテンシャルとして，診療プロセスの分析とその応用として臨床研究への利用や医療の質評価への活用がある．
　DPC データでは E/F ファイルに診療プロセスのオーダー情報が詳細に記載されている．E ファイルでは実施日が分かり，F ファイルでは詳細な行為，医薬品，医療材料が分かる．様式 1 は全国共通形式の退院サマリと言えるものでもあり，これらを用いて特定条件を満たす患者を抽出し，日別の診療内容を分析することができる．ただし時間単位の情報がないこと，あくまでオーダー情報であって実施情報とは限らない場合があることなどには十分な注意が必要で

ある.

事例に示すごとく,DPC データからは癌のステージごとの症例数,年齢・性別構成,在院日数,手術部位,手術手技,薬剤,麻酔,輸血製剤の使用状況などを詳細に分析することができる.以上の特性を考慮すると,対象患者を抽出 (case finding) するポテンシャルと診療プロセスを詳細に分析するポテンシャルが DPC データには備わっている.本章では大腸(上行結腸からS状結腸)の悪性腫瘍の根治的手術患者 8773 名 (768 病院) について診療プロセスの分析を示したが,いまだかつて国内外において,ある特定の疾患においてこの規模の症例数で診療プロセスの詳細分析がなされたことはなかった.また,臨床指標にかかわる分析も同様である.

DPC はすべての医療機関が参加しているわけではなく,調査としても平成 21 年度までは 7 月から 12 月の退院患者のみを対象としていた.しかし,平成 22 年 7 月以降からは通年調査となった.DPC にかかわらない医療機関でも手術は行われているため,悉皆性のある調査とはならないが,急性期病院の 90% 以上が DPC に参加している今日,DPC データが診療プロセスに関する詳細な情報を提供できる最大規模のデータであるということは間違いないだろう.

このように,DPC データは各医療機関のマネジメントの改善のみならず,多施設共同による大規模な臨床研究や医療の質評価への活用が大いに望まれる.しかしながら,本格的な臨床研究のためには様式 1 に入力するデータの精度を高める努力といくつかの追加情報が必要である.図 4-4 の手技の選択あるいは図 4-7 の術前・術後日数の分布,図 4-9 の抗菌剤の使用状況に見るごとく,診療プロセスにおける医療機関間の差は少なくない.これが対象症例の年齢や併存症,ステージ等の患者属性以外の要因によるのか,担当医師の研修歴やスキルの差によるのか,あるいは医療機関の性格の違いによるのか,DPC データでは判別しえない領域である.このように医療の「何故」あるいは医師の判断を問うものは DPC データだけでは検討が困難であり,追加情報が必要である.

DPC データにはこのような限界もあるため,本格的な臨床研究では個別調査票を用いて追加データを収集する必要がある.図 4-18 にそのためのスキームの私案を示す.すなわち,多施設大規模臨床研究のためのデータベースを学

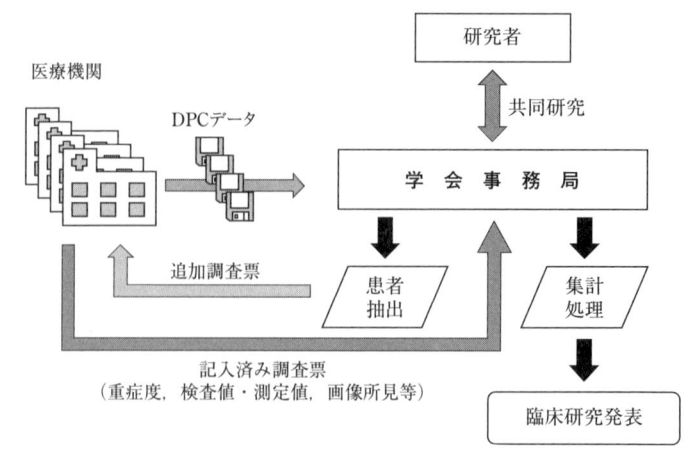

図 4-18　多施設大規模臨床研究のためのスキーム（私案）

会主導で構築し，参加医療機関から守秘義務契約を結んで DPC データを収集する．学会内に構築された DPC データベースから特定条件を満たす患者を抽出し，データ識別番号と追加調査票をセットで当該の医療機関に送付する．この場合，追加調査票には DPC データから収集可能な情報は一切不要である．具体的には，疾患の重症度，検査値・測定値，画像所見等，DPC データには含まれないもののみを収集する．「臨床的な判断」とその根拠を収集すると言うこともできるだろう．長期間の臨床研究では予後も合わせて調査するとよいだろう．

　個人情報保護の観点からデータ識別番号は各医療機関の患者 ID とは異なっており，データベースを管理する側では患者を特定することはできない．各医療機関では DPC データは通年で作成されているので，数年にわたる臨床研究も切れ間なく行うことができる．DPC データを活用することで，プロセスにかかわる調査・記述は不要となるため，より少ない現場の負荷で，より多くの症例数を集めることができる．

　実際には各学会が個別に DPC データを収集して，個別にデータベースを構築することは，難しいであろうから，何らかの形で各学会や研究者が共同で使用できる DPC データの学術データベースの構築が望まれるところである．本書第 2 章で堀口が示したように，データ収集のための技術的な課題はすでに解

第4章 診療プロセスと臨床評価　　　　　　　　　81

決されているので，どのような枠組みと予算立てで実行をするのかがこれからの課題である．

　臨床指標の算出においても，臨床的に意義がある医療の質評価が行えるように，DPCデータから取得できない情報については，電子カルテシステムや検査部門システム等の他部門から抽出したデータ，外来診療のデータ[1]を一元的にデータウェアハウスに格納し，DPCと連結し，簡便に分析が行うことができるようなシステムを構築することが必須である．

　なお，平成21年度まで診療情報サマリである様式1において，非必須入力項目であった癌のステージやTNM分類などの項目の入力が義務付けられたことから，利用価値の高い臨床データベースとしてのDPCデータの活用が期待される．

5. 結　論

　DPCデータから診療プロセスを検討する事例として，大腸(上行結腸からS状結腸)の悪性腫瘍の切除術(DPC 060035xx0100xx)に対して一連の分析を行った．また，医療の質評価におけるDPCデータの活用についても検討を行った．DPCデータは，全国統一形式であり，標準コードを使用していることで，大規模な集計・分析を短時間で行うことを可能にしている．DPCデータでは診療プロセスの詳細な分析を行うことが可能であるとともに，臨床指標を算出するための有用な情報が含まれていることから，多施設大規模の臨床研究や医療の質評価の基盤整備への活用に大いに貢献するであろう．

　なお，本章は平成20年度厚生労働省科研費事業「包括払い方式が医療経済及び医療提供体制に及ぼす影響に関する研究」(研究代表者　松田晋哉)の報告書を改編・加筆したものである．より詳しくは当研究報告書を参照いただければ幸いである．

1)　DPCデータは，基本は入院データの収集であり，外来診療の状況は分からない．但し，外来のEファイル，Fファイルの作成は可能であり，一部の医療機関では活用されている．

引用文献

Agency for Healthcare Research and Quality (AHRQ): Patient Safety Indicators Overview http://www.qualityindicators.ahrq.gov/psi_overview.htm (Accessed December 17, 2010)

Kuwabara K, Imanaka Y, Matsuda S, Fushimi K, Hashimoto H, Ishikawa KB, Horiguchi H, Hayashida K, Fujimori K: Impact of age and procedure on resource use for patients with ischemic heart disease. Health Policy 85(2): 196-206, 2008a

Kuwabara K, Imanaka Y, Matsuda S, Fushimi K, Hashimoto H, Ishikawa KB, Horiguchi H, Hayashida K, Fujimor K: Cost of open versus laparoscopic appendectomy. Clinica Terapeutica 159(3): 155-163, 2008b

Kuwabara K, Matsuda S, Fushimi K, Anan M, Ishikawa KB, Horiguchi H, Hayashida K, Fujimori K: Differences in practice patterns and costs between small cell and non-small cell lung cancer patients in Japan. Tohoku Journal of Experimental Medicine 217(1): 29-35, 2009a

Kuwabara K, Matsuda S, Fushimi K, Ishikawa KB, Horiguchi H, Fujimori K, Hayashida K: Impact of timing of cholecystectomy and bile duct interventions on quality of cholecystitis care. International Journal of Surgery 7(3): 243-249, 2009b

Kuwabara K, Matsuda S, Fushimi K, Ishikawa KB, Horiguchi H, Fujimori K: Impact of hospital case volume on the quality of laparoscopic colectomy in Japan. Journal of Gastrointestinal Surgery 13(9): 1619-1626, 2009c

Miyata H, Hashimoto H, Horiguchi H, Matsuda S, Motomura N, Takamoto S: Performance of in-hospital mortality prediction models for acute hospitalization: Hospital standardized mortality ratio in Japan. BMC Health Services Research 7(8): 229, 2008

上松瀬勝男：急性心筋梗塞の診療エビデンス集――EBM より作成したガイドライン．厚生科学研究費補助金医療技術評価総合研究事業平成 10 年度総合研究報告書，2001 http://minds.jcqhc.or.jp/stc/0008/1/0008_G0000020_GL.html (2010 年 1 月 25 日アクセス)

第5章 病院情報システムと診療プロセス分析

桑原一彰・田﨑年晃・副島秀久・岩渕勝好・平川秀紀

1. はじめに

　本書で繰り返し主張するように，診断群分類の本質は「医療情報の標準化」と，それによる急性期入院医療の診療パフォーマンスの情報公開と施設間比較を通じた「医療の透明化」にある．わが国においては，傷病表記は ICD-10 を活用して傷病分類情報に，診療プロセスは従来の医事会計システムで診療報酬請求に活用されていた診療行為，医薬品，特定機材の背番号というべきレセプト電算コードを活用して診療プロセス情報に転換し，一定のルールを施設に求めつつ，全国共通形式で医療情報の標準化を進めてきた[1]．その情報を活用し，入院医療費や在院日数という医療資源投入量の観点から DPC という患者分類にグルーピングが施されたのである．これは，ある意味，傷病と診療行為によって「病態」を表現しようというものである．そのグルーピングを活用し急性期入院の包括支払い制度や入院医療パフォーマンスの情報公開を厚生労働省（以下行政）は進めており，既に施設実名入りで平均在院日数や DPC 別の件数情報を公開している（中央社会保険医療協議会 DPC 評価分科会　平成 17-22 年資料）．

　標準化情報が必要なのは行政ばかりではない．急性期病院でどのような診療が行われ，すなわちどのような給付が行われ，それに対してどのように患者または社会が負担すべきか，を関係者が納得して議論を進めるには，「医療情報の標準化」による「医療の透明化」は喫緊の課題である．給付とは診療プロセスであり，在院日数や医療費はその結果の一部である．在院日数や医療費の適正化の議論では，「医療の質」の議論が伴われなくてはならないのである．

　DPC は「医療の質」，診療の過程・結果に関する，標準化された詳細な情報を有している．その情報を活用すれば一連の診療提供状況が日時，回数，数量，医師毎に把握できるのである（中央社会保険医療協議会 DPC 評価分科会　平成 22 年

度第2回資料).また,診療提供のための人員,装備の情報を追加的に収集しDPCデータと併せれば,医療の質の構造・過程・結果に関する興味深い臨床・政策研究も行うことができる.その可能性について広く理解を求めるため,本章ではDPCに関連して病院情報システムから日常的に得られるデータをもとに,診療内容の可視化と病院管理の事例,DPC分類を活用した研究事例を紹介する.

2. DPCを活用した診療プロセスの時系列分析の事例

　診療報酬制度が出来高支払い制度から包括支払い制度に移行するとき,関係者の関心・懸念の1つに「粗診粗療」がある.本来適正な医療とは何か,具体的には疾患エピソードの中で必ず行わなくてはいけない診療とは何かをリストアップし,現実に行われる診療と設定された診療の時間のずれや量の違いを検証し,それが患者の病態によるのか,それ以外の要素によるのかを明らかにせねばならない.診療報酬制度の改定や診療技術の進歩など,経時的に変化する外的要素の影響を考慮しながら,上記の関心・懸念に答えるには,個々の患者レベルで,診療プロセスの出現の有無や数量が,経時的にどう変化しているのかを把握することが必要となる.

　例として,平成18年から4年連続して「DPC研究班」調査に参加している331施設の中で冠動脈大動脈バイパス手術(以下CABG)を行っている175施設で報告された1万2076件の診療内容を分析した.CABGには人工心肺下つまり心停止状態下に行われるon pump CABGと,心臓拍動させたままに行われるoff pump CABGがある.手術件数と術式の割合は施設毎に大きなばらつきが見られた(図5-1).

　図5-2-1に,患者の在院割合を,CABG手術日(以下Day0)を基準に術前7日前(Day-7)から術後14日(Day14)に可視化した.off pump CABGの在院患者割合がon pump CABGより早く減少している(図5-2-1最上段).一方,施設個別に患者在院割合をみると大きなばらつきが確認され,特に手術前で著しい(図5-2-1下2段).これが,入院前後の診療の効率性の違いなのか,緊急入院または待機入院などの患者状態の違いを反映しているのかをより詳細に分析するこ

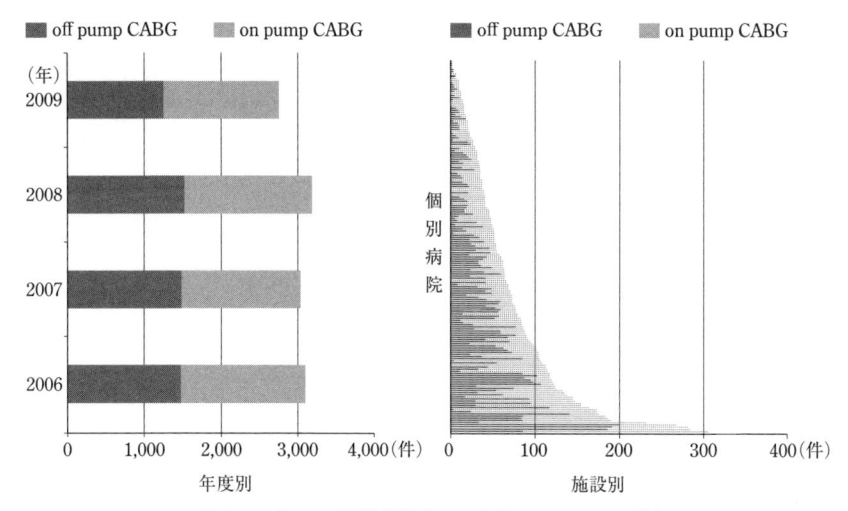

図 5-1　CABG 手術件数（175 病院，1 万 2,076 件）

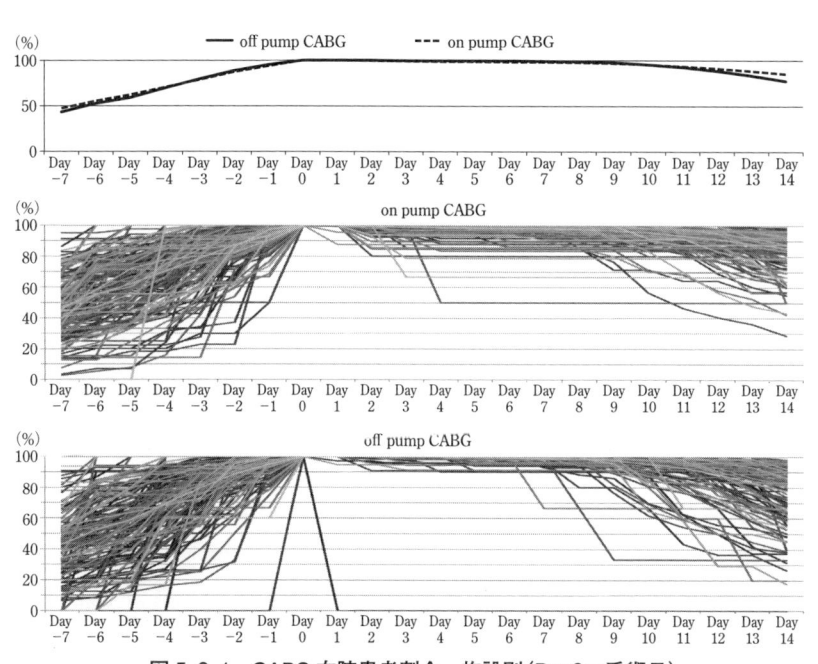

図 5-2-1　CABG 在院患者割合　施設別（Day0＝手術日）

図 5-2-2　CABG　在院患者割合　年度別（Day0＝手術日）

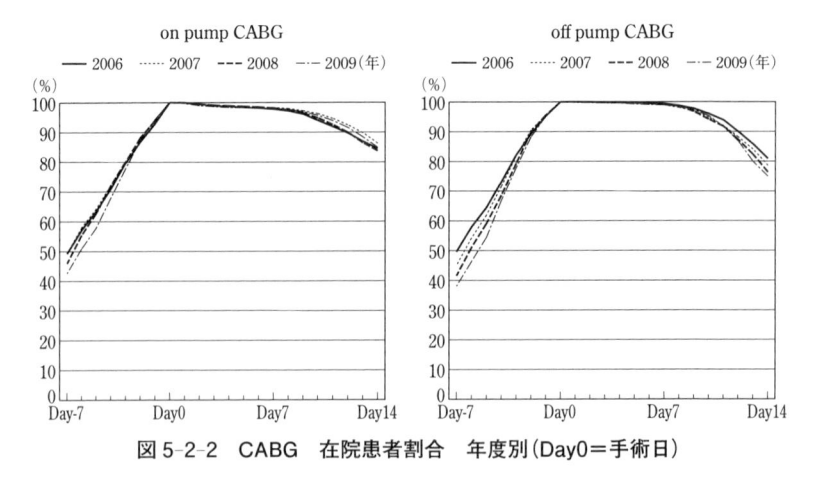

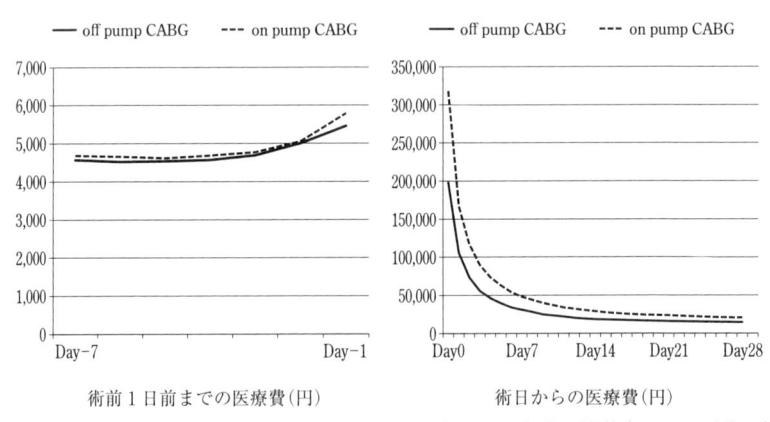

図 5-3-1　手術日を基準に Day i までの1日当たり医療費の推移（Day0＝手術日）

とで，ばらつきの原因と対処を明らかにできるだろう．一方，経年的には，2006年から2009年まで2つの術式とも，大きな変化はみられなかった（図5-2-2）．

医療費の時系列推移分析では，術後をDay0以降とし，術前をDay-1以前として，術前術後で区別した．術後はDay i までの患者1人当たり1日医療費（Day i までの患者総医療費をDay i までの延べ患者数で除したもの，i＝1, 2, 3, 28），術前はDay i からDay-1までの患者1人当たり1日医療費（Day i までの患者総医療費をDay-1までの延べ患者数で除したもの，i＝-7, -6, -5, …-1）とした（図5-3-1）．off

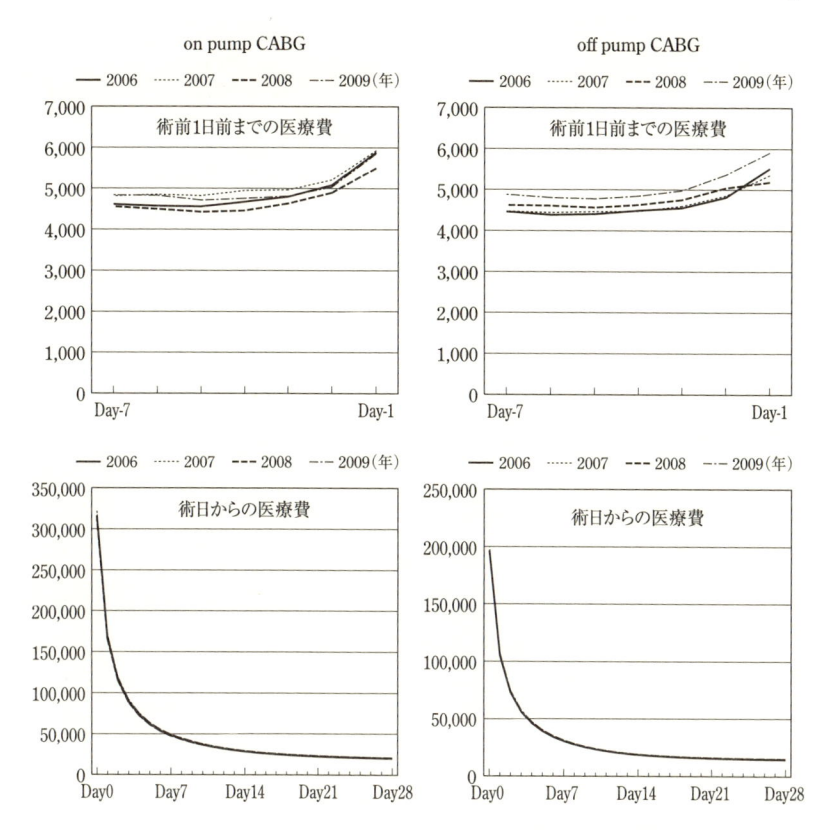

図 5-3-2 手術日を基準に Day iまでの1日当たりの医療費の推移年度別(Day0＝手術日)

pump CABG の術後医療費は on pump CABG のそれよりも低く推移していることがわかり，診療プロセス量が少ないことが推察される．また術前は Day-1 を除いて術式間での差は大きくない．さらに予定・緊急入院の有無や，医療費構造にばらつきを生じさせかつ術式選択を決定する患者状態の違いを考慮した分析の深化が必要である．1人当たり1日医療費の 2006 年からの4年間の経年変化を見ると，術後医療費では全く変化が見られないのに対して，術前は術式間，年度毎にばらつきが見られ，年を追うごとに医療費が必ずしも減少しているとは言えなかった(図5-3-2)．特に 2009 年の off pump CABG の術後医療費は高止まりしており，その原因についてさらに分析が必要であると思われた．

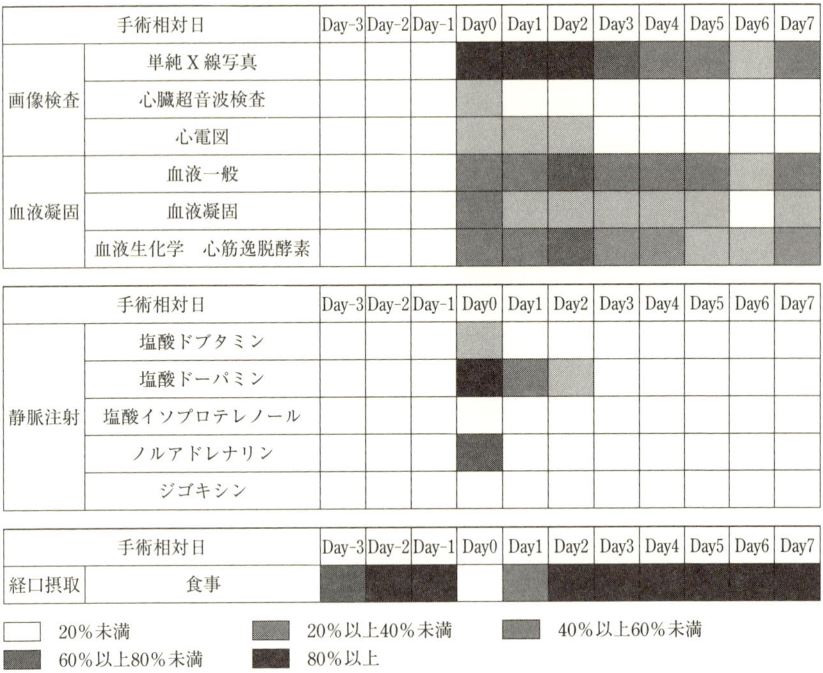

手術相対日		Day-3	Day-2	Day-1	Day0	Day1	Day2	Day3	Day4	Day5	Day6	Day7
画像検査	単純X線写真											
	心臓超音波検査											
	心電図											
血液凝固	血液一般											
	血液凝固											
	血液生化学　心筋逸脱酵素											

手術相対日		Day-3	Day-2	Day-1	Day0	Day1	Day2	Day3	Day4	Day5	Day6	Day7
静脈注射	塩酸ドブタミン											
	塩酸ドーパミン											
	塩酸イソプロテレノール											
	ノルアドレナリン											
	ジゴキシン											

手術相対日		Day-3	Day-2	Day-1	Day0	Day1	Day2	Day3	Day4	Day5	Day6	Day7
経口摂取	食事											

　□ 20％未満　　■ 20％以上40％未満　　■ 40％以上60％未満
　■ 60％以上80％未満　　■ 80％以上

図5-4　off pump CABGの術前術後診療プロセス（Day0＝手術日）

　手術日を基準とした診療提供の有無を割合として表現することも可能である．図5-4はoff pump CABGに関連する，術前後の医療行為の提供割合を表現したものである．DPCのE/Fファイルには，手術・補助治療行為・各種検査・薬剤・特殊治療室の管理加算料などの情報が日付情報とともに含まれていることから，医療行為毎に，Day0の人数，つまり手術患者数を分母としそれぞれの行為を受けた患者数を分子とし，利用割合を示すことができる．グラデーションの色が濃い程提供される割合がその日に多い，つまり標準的に行われている行為とも言える．量も同じように可視化される．図5-5は赤血球成分輸血の平均使用量を術式別・年度別に示したものである．経年的変化や術式間での違い，さらには患者の重症度なども考慮し，普遍的かつ適正適量な診療行為とは何か，をさらに突き止めることも可能である．

　これは，現在の診療ガイドラインの作成においても，大きな意義を持っている．なぜなら，これまでのガイドラインでは，患者の重症度や治療者側の要件

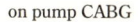

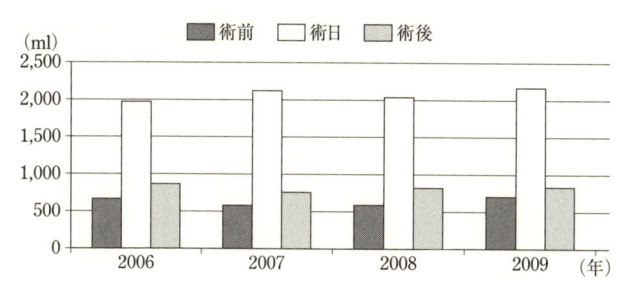

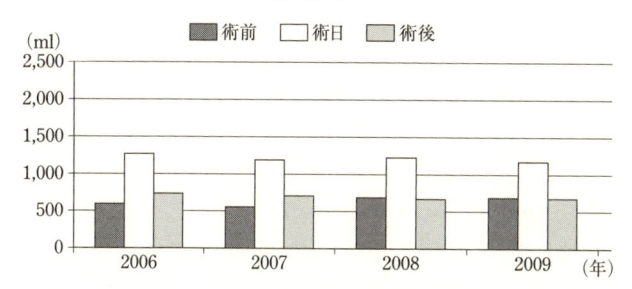

図 5-5 術前・術日・術後　赤血球成分輸血の 1 日平均投与量(ml)

などを考慮せず，画一的なガイドラインを示すに留まっていたのに対して，上記のプロセス分析では，患者の状況や治療行為に併せて，適切・普遍的な診療プロセスを詳細に特定することが可能になるからである．またガイドライン遵守率で評価支払いを差別する Pay for Performance(P4P，成績に応じた支払い，本書第 11 章の小林らを参照)などの試みが近年導入されつつあるが，患者の状況などを考慮した場合としない場合でランキングに揺れがあることが報告されている (Mehta et al., 2008)．DPC は P4P にある幾つかの診療プロセス情報を日時レベルで収集できる (Lindenauer et al., 2007)．患者疾患重症度と合わせて患者基本属性を加味した日本版の診療実績に応じた評価は可能であり，関係者はその政策応用を考えるべきである．

　医薬品や診療行為を時系列に把握することは臨床研究にも十分活用できる．例えば，術前の昇圧剤や補助循環の使用，輸血は患者重症度を反映する指標としても極めて有用な情報となる．しばしば術前患者リスク評価には米国麻酔学

表5-1 血液製剤マスタ 一部抜粋

レセプト電算コード	名称	中分類名	一般名	単位(Unit)	量(mg)	体積(ml)	単位	薬価(円)	薬価基準
621610701	新鮮凍結血漿-LR「日赤」成分採血 450ml	血漿	新鮮凍結血漿			450	袋	22,961	6342406X6019
640408044	新鮮凍結血漿「日赤」160ml	血漿	新鮮凍結血漿			160	袋	11,583	6342406X5012
640408045	新鮮凍結血漿「日赤」450ml	血漿	新鮮凍結血漿			450	袋	22,961	6342406X6019
640408046	新鮮凍結血漿「日赤」80ml	血漿	新鮮凍結血漿			80	袋	5,791	6342406X4016
620004677	照射洗浄赤血球-LR「日赤」200ml	赤血球	赤血球			200	袋	9,757	6342415X3027
620004678	照射洗浄赤血球-LR「日赤」400ml	赤血球	赤血球			400	袋	19,514	6342415X4023
620004692	洗浄赤血球-LR「日赤」200ml	赤血球	洗浄人赤血球浮遊液			200	袋	9,207	6342408X3027
620004693	洗浄赤血球-LR「日赤」400ml	赤血球	洗浄人赤血球浮遊液			400	袋	18,414	6342408X4023
621602201	照射濃厚血小板-LR「日赤」1単位約20ml	血小板	人血小板濃厚液	1		20	袋	7,618	6342411X1034
621602301	照射濃厚血小板-LR「日赤」2単位約40ml	血小板	人血小板濃厚液	2		40	袋	15,236	6342411X2030
621602401	照射濃厚血小板-LR「日赤」5単位約100ml	血小板	人血小板濃厚液	5		100	袋	38,792	6342411X3037
621602501	照射濃厚血小板-LR「日赤」10単位約200ml	血小板	人血小板濃厚液	10		200	袋	77,270	6342411X4033
621602601	照射濃厚血小板-LR「日赤」15単位約250ml	血小板	人血小板濃厚液	15		250	袋	115,893	6342411X5030
621602701	照射濃厚血小板-LR「日赤」20単位約250ml	血小板	人血小板濃厚液	20		250	袋	154,523	6342411X6036
646340472	献血アルブミン25"化血研"25%50ml	アルブミン	Human serum albumin		12,500	50	瓶	7,343	6343410X5091
646340474	献血アルブミン20"化血研"20%50ml	アルブミン	Human serum albumin		10,000	50	瓶	5,857	6343410X6098
646340475	献血アルブミン-ニチヤク20%50ml	アルブミン	Human serum albumin		10,000	50	瓶	6,171	6343410X6101
646340476	献血アルブミネート-ニチヤク100ml	アルブミン	Human plasma protein fraction		4,400	100	瓶	3,128	6343422X1056

会による分類や疾患特異の重症度スコアが用いられているが，評価者の主観によるため信頼性に問題があり，また分類の妥当性そのものに対する批判もある(Lee et al., 2001 ; Møller et al., 2010). 治療行為が標準的なもので，かつ適切に選択・実施されていると仮定できるならば，治療行為の内容とその実施タイミングから重症度情報を作成することも可能である．

ただし，このような分析を行うには，診療情報提供サービスから提供される診療行為，医薬品，特定器材のマスタとその管理が必要である[2]．表5-1は血液製剤のマスタの例だが，マスタ管理としてそれぞれの名称に薬効だけでなく量(mg, ml, 単位等)が記述されている．病院管理データやレセプトデータを医薬品等数量情報として活用できる形に整理する必要がある．更に経年変化を追

跡する場合，診療行為，医薬品，特定器材の追跡が必要になる．市場から消えていくものもあれば，追加されるものもあり，不断の管理が必要である．

3. DPCを活用したパス／バリアンス分析と診療支援

DPCは14桁コードから成り立ち，数字のそれぞれの位置は特定の医療情報と対応している．例えば傷病情報は左から数えて6桁目までで ICD-10 分類コードが対応する．傷病に対する．8桁目以降には，手術・処置・副傷病の情報が含まれ，疾病に該当する手術や処置の一覧が DPC 定義表に定義され，コードが付与されている(社会保険研究所，2010)．そして退院時に入院エピソードを反映する形で，最終的にひとつのコードをあてがうことになっている．

これを応用し，入院中に行われる治療行為や患者の状態を日々反映させて，入院各日ごとに，14桁コードを付与することは，理論的に可能である．さらに，14桁をさらに拡張して，15桁目以降に，日々行われる治療や処置(輸液や抗生剤投与など)や，検査(MRIなどの画像検査や心電図などの生理学的検査)をコードとして導入することも可能である．つまり患者の入院中の状況そのものをコード化して表現することが可能なのである．

田崎，桑原らはDPCコードを上述のように拡張させ，日毎拡張DPCコードを患者に発生させた(桑原ら，2011)．各診療行為の診療行為日を，手術日を基準に計算し直し(手術相対日)，その手術相対日に各診療行為の出現有無を2値評価(0=無，1=有)した．各診療行為を手術相対日毎に連結し20桁の拡張DPCコードとした(図5-6)．更に診療パスの標準的診療過程も同様に拡張DPCコードで表現させることで，患者の実際のコードとの乖離を量的に表現し，バリアンス分析を多軸的に行うことを試みている．

例として，060335「胆嚢水腫，胆嚢炎」に対する腹腔鏡下胆嚢摘出手術のパスを記述した(図5-7)．パスどおりに診療が進めば，Day-1からDay4までのコードパターンは3種類で済み，IDaの患者はこの3通りで記述できている．しかし炎症が強く手術が難渋する場合，感染などの合併症を伴いやすく抗生剤投与や肝機能検査などをより多く必要とすると予想される．実際，こうした患者(IDb-IDy)の診療プロセスは拡張DPCコードの種類も3種類以上見られ，こ

手術相対日＝手術日－診療実施日（手術日；0）

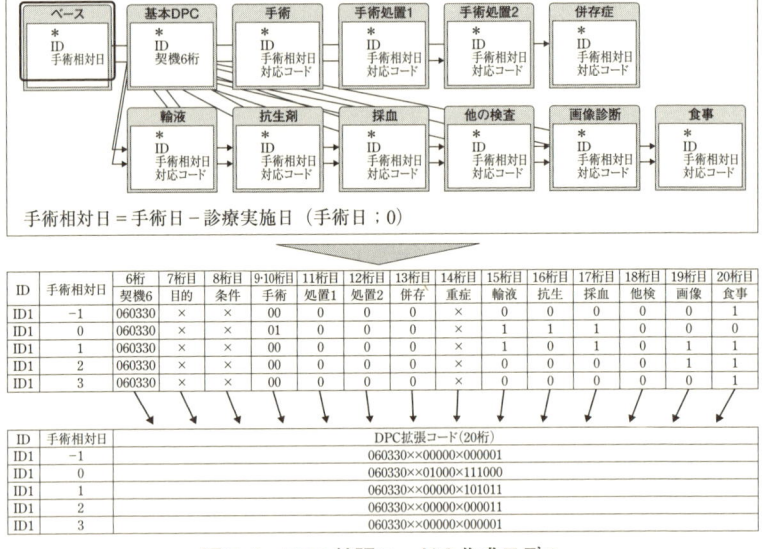

ID	手術相対日	6桁 契機6	7桁目 目的	8桁目 条件	9-10桁目 手術	11桁目 処置1	12桁目 処置2	13桁目 併存	14桁目 重症	15桁目 輸液	16桁目 抗生	17桁目 採血	18桁目 他検	19桁目 画像	20桁目 食事
ID1	-1	060330	×	×	00	0	0	0	×	0	0	0	0	0	1
ID1	0	060330	×	×	01	0	0	0	×	1	1	1	0	0	0
ID1	1	060330	×	×	00	0	0	0	×	1	0	1	0	1	1
ID1	2	060330	×	×	00	0	0	0	×	0	0	0	0	1	1
ID1	3	060330	×	×	00	0	0	0	×	0	0	0	0	0	1

ID	手術相対日	DPC拡張コード（20桁）
ID1	-1	060330××00000×000001
ID1	0	060330××01000×111000
ID1	1	060330××00000×101011
ID1	2	060330××00000×000011
ID1	3	060330××00000×000001

図5-6　DPC拡張コードの作成モデル

図5-7　パスと患者別のDPC拡張コード　060335『胆嚢水腫，胆嚢炎』の内視鏡手術の例

れらのケースでは術後在院日数が長かった．このような可視化によって，炎症の有無でパスが同じでいいか関係者が共通理解を進め，改定の根拠を提示することにつながるのである．

4. DPCを更に展開するための電子カルテの応用事例

　DPCは傷病，診療プロセス情報の標準化に貢献した．更に精緻な医療病院管理に資する情報源がある．それは「電子カルテ情報」である．そこには日々の患者状態(体温，体重，血液検査結果，食事摂取状態など)などが含まれ，これを拡張コードなどに反映することで，医療の質の「構造，過程，結果」の3つを包括的にコード化することで，リアルタイムに情報を把握することが可能となる．さらに，医師看護師の観察業務や患者アウトカムの情報が電子カルテの中で標準実装化が進めば，それらがもたらす影響と展望は無尽蔵と筆者らは考える．

　またDPCデータは入院の診療プロセスデータであるので，入院の診療活動とも置き換えることができる．診療行為，医薬品，特定器材データが活動量として収集できるので，病院会計準則で作成を求められている損益計算書費用項目の勘定科目とレセプト電算コードを対応させれば勘定科目ごとの活動量合計が計算される．患者費用のうち医薬品，使用器材など直課できるものはレセプト電算コードを対応させれば，DPCデータを活用することで直接費用を患者毎，経過日毎に算出できることになる．間接費用は損益計算書費用項目の勘定科目ごとの単位当たりの間接費用をレセプト電算コード毎に集計して患者に振り替えし，これも患者毎，経過日毎に算出できる．共通部門は階梯式を経ることなく，全患者の全診療行為(診療という活動)に共通とみなして，活動量一単位の共通部門費用を算出する[3]．患者毎診療日毎の直接・間接費用合計をDPC分類毎に記述し，合わせてDPCデータである収入データ(包括支払い収入)と突合させれば，日毎の収支と費用構造が解明されることとなる．

　さて，ポーターらは病態を基本としたケアサイクルにおける業務コストの把握の必要性を述べている(ポーターら，2009)．彼らは，コストの集計と評価は医療では精緻でない，費用を診療，検査，備品など個別に集計しケアサイクル

全体の患者総費用を集計分析することがないと批判している．もし集計することがあっても部門別費用を恣意的に割り振るか，または患者にかけた時間，資源量に基づいた配賦を行っていないとしている．しばしば面積や人員数によって間接費用などを配賦するが，面積や人員数が必ずしも活動量を反映しているとは限らないし，データ作成の手間や再現可能性にも問題があると考える．その点でDPCデータにあるレセプト電算コードを活動量基準原価計算に活用するのは「実現可能性」があると思われる．個々の病態を持つ患者ごとの費用算出，つまりDPC分類別原価計算は，今日のようにDPCによる支払い制度が浸透しているなかで，精緻な費用計算だけに留まらず，適正な報酬設定という政策目的のためにも重要と考える．水野らは患者別DPC分類別時系列収支分析を行い，その中で患者在院日数とDPCデータのレセプト電算コード（加算項目を除く）の出現量で診療活動量を表現し，在院日数との関係を分析している（水野, 2010）(図5-8)．主要診断群（Major Diagnostic Category, MDC）別に同じ在院日数でも大きく活動量が異なり，在院日数だけで配賦することの妥当性が問題となろう．

　前述のDPCデータと損益計算書があれば全国標準で費用構造分析することは可能であるが，DPCデータには医師看護師の観察業務（患者の状態を観察し見守る）に関する記述がない．医学的な診療を伴わない観察業務も立派な診療活動であるが，DPCデータではこれを反映することができない．この課題を解決するのが電子カルテである．岩渕らは電子カルテのアクセスログの回数と時間に注目し，その回数と時間を活動量としてDPC分類，電子カルテ両方を活用した活動量基準原価計算と管理を行っている（岩渕ら, 2011）．アクセスログは電子カルテ端末で個々の画面を開き，データベースへの参加，入力，修正が行われた場合発生する．1アクセス項目は利用者ID，患者ID，日時，データベース名，端末名，データ参照・更新からなっており，これらを職種，業務場所と関連させたマスタと照合すれば，日単位から時間，分，極論すれば秒速単位の原価計算と管理が可能となる．対象となる医療従事者に新たな負担をかけることなく，原価計算を意識させずに算定可能である．具体的に岩渕らは，電子カルテアクセス数を職種別，業務場所別に収集し，職種別人件費の時系列的費用構造，DPC分類別の時系列的費用構造の可視化を行っている．

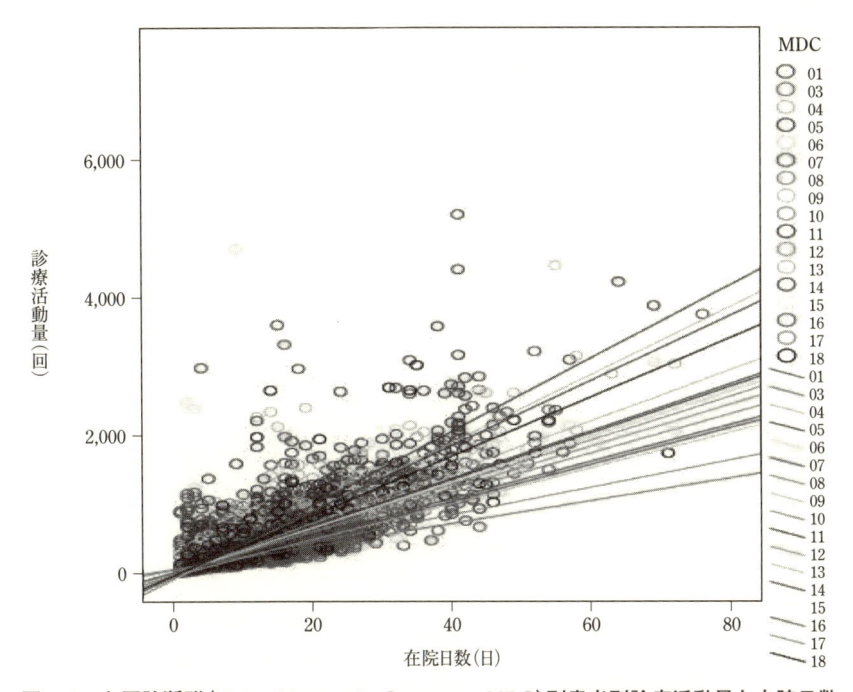

図5-8 主要診断群(Major Diagnostic Category, MDC)別患者別診療活動量と在院日数

　また原価計算の目標は人件費に加えて物流経費の効率的配分を通した収支改善にあるとし，マスタ管理された器材物品と電子カルテとを関連付けて物品配送，在庫管理に活用している．電子カルテとDPCをうまく関連させることにより，診療行為・材料，医薬品データなど患者直課率上昇と詳細精緻でしかもコストのかからない活動量の把握を通してDPC別原価の把握を実現可能性があり意味のあるものとしたのである(岩渕ら，2011)．

　図5-9ならびに図5-10は人件費に関する日速レベルの原価であり，それを1月1日から12月31日まで積分すれば人件費となる．医療以外の業務が定常的に行われている業界では，この変動はいつどのようにどの程度起こったのかを把握し，費用・収益・利益の変動を管理し，業績評価指標とするのであろうが，医療では業務はなかなか定常的に行えない，つまり患者状態がばらばらで嗜好も異なり，医療提供者も同じではなく，アウトカムもばらつき，決して一商品ではなく，同じサービスラインには乗りにくい．したがって急性期医療な

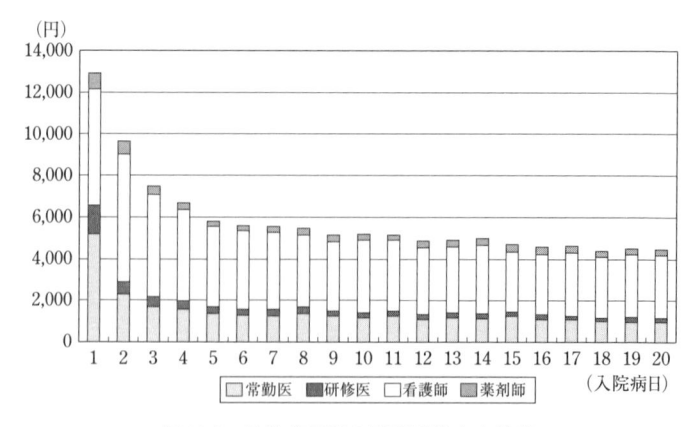

図 5-9　入院病日別の職種別推定人件費

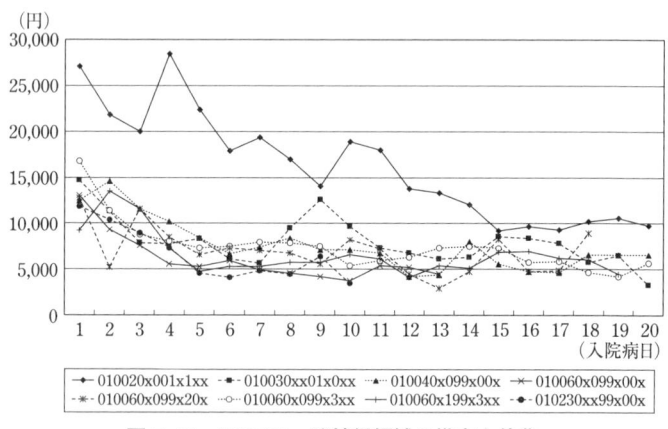

図 5-10　MDC01　脳神経領域の推定人件費

ら入院日または外来開始日から継続的に追跡しなくてはいけない．医療で費用・収益・利益の変動を説明するのが，原材料(検査，画像，処方)の単価の切り下げなのか，量の切り下げなのか(診療効率化)，診療報酬設定の妥当性の問題なのかを複眼的に検討するべきである．平成15年7月26日以降の診断群分類を活用した医療サービスのコスト推計に関する調査研究の深化を見守りたい(中央社会保険医療協議会診療報酬調査専門組織DPC評価分科会，平成17年)．

　岩渕らはDPCや電子カルテを活用した原価計算データの二次利用として診療判断の支援システムの構築を試みている．具体的には，薬剤血中濃度測定と

特薬管理料算定を検討し，特定の診療科で算定漏れを生じやすい薬を同定している．入院患者の抗生物質や細菌検査実施をも検討し，抗生物質別細菌検査率は30％台から90％台と報告している．これの応用として，「3. DPC を活用したパス／バリアンス分析と診療支援」で述べた診療プロセスから有害事象を逆類推したり，検査値や患者状態などの患者アウトカム情報を電子カルテから抽出したりすることで，医療情報データベースを活用した医薬品等安全対策のシステムを実現することも可能なのである．

以上のように，電子カルテの観察業務データを活動量として，レセプト電算コードに対応させるには電子カルテ情報の標準化が必要である．最初から完全な標準化は関係者の同意が得にくく難しいかもしれない．できるところから行い，徐々に精緻かつ範囲を広げていけばいいと考える．特に電子カルテの検査結果や患者状態などのアウトカム関連情報は，DPC の併発続発症や退院時転帰(死亡や日常生活動作の悪化改善)と併せて，医療安全に関する情報作成に必須と考える．

5. 医療全体の最適化のための医療情報の活用

内閣に設置された「高度情報通信ネットワーク社会推進戦略本部(IT 戦略本部)」は，情報通信革命の本質を情報主権の革命とし，国民本位の電子行政の実現，地域の絆の再生，新市場の創出と国際展開の3つを重要戦略とした(情報通信技術戦略(IT 戦略)高度情報通信ネットワーク社会推進戦略本部)．そこでは，政府・提供者が主導する社会から納税者・消費者である国民が主導する社会への転換というビジョンのもと，情報公開による透明性向上と情報通信技術の役割を広めることをミッションとし，それをもって市民レベルでの知識・情報の共有，新たな「知識情報社会」への転換の実現，国民の暮らしの質の向上をゴールとしている．

DPC データはあくまでも急性期入院医療という，傷病エピソードのほんの一部を捉えたに過ぎない．しかし上記の IT 戦略によって，入院前後の場，つまり外来なり，未病時の特定健診・保険事業，傷病後の亜急性・療養介護などの情報が，社会保障番号または国民 ID(マイナンバー)で有機的に関連付けるこ

とができれば，疾病エピソードを越えて，ケアサイクル全体として，医療・保健・介護サービスのパフォーマンスとコストを明らかにすることが可能となる．既に技術的にはそれが可能になっている現在，関係者が冷静に分析・検討・共通理解せねばならないと筆者は考える．近年注目される健康影響評価(Health Impact Assessment)は，「提案された政策，施策，事業が集団に及ぼす健康影響について判断する手順や方法論」と定義されているが，その目的は，潜在的な健康事象を把握評価し結果が最適化するように支援することで，政策影響を受ける関係者(専門家，市民，行政)が政策形成過程に参加できるようにすることにある(藤野・松田，2007)．そして影響評価にはやはり詳細なプロセスならびにアウトカム情報が必要なのである．

しかしその際注意すべき問題を指摘したい．DPCデータやレセプトデータなどの観察データは，患者の状態や病院施設の判断に加え，さまざまな外的環境変化によって起こる内生性の問題を含んでいることから，選択バイアスなどに考慮しながら正しい因果推論を行うためには，統計やデータマネジメントなどの専門的な知識が必要となる．またデータ規模が大きくなると1人でデータを検討することにも限界が生じてくる．こうした問題に取り組み，国民の判断を支援する「知」をデータから生みだすには，人材育成をはじめ，様々な社会的インフラの整備が必要となる．藤垣は，専門家，行政，市民の3セクターの枠を取り払った「公共空間」での問題解決が必要と述べている(藤垣，2003)．その中で，アカウンタビリティという言葉があり，この言葉は，国の公共事業への説明責任や科学技術への投資の説明責任として用いられるようになってきた．社会保障も公共事業や科学技術と異なることなく事業の1つであるとするなら，行政や医療提供者などが保有する資源の利用を認めてくれた市民(行政)への説明責任が関係者に求められよう．不確定要素のある医療なので予測もつかない場合の「社会的合理性」と併せて公共の合意を図らねばならないであろう．不確定要素は含みつつも，これまで記述してきたDPCをはじめとする医療情報化はその判断材料を与えてくれるのである．医療情報を判断材料にするまでには幾多のコストはかかるが，決して誰かのものではない医療情報という「知の公共空間」で専門家，行政，市民の3者が交流でき，その中で公益性の高い研究または政策を志向する若い研究者や行政担当者が育ち，市民(納税者)

がそれを支えることを願うのは筆者ばかりではないと思う．

1) 傷病表記にはルールがある．傷病には，医療資源を最も投入した傷病名，入院の契機になった傷病名，主たる傷病名，副傷病名も入院時併存症名（入院時に既に存在していた主傷病以外の疾患）と入院後発症疾患名などがある．医療資源を最も投入した傷病名とは，入院期間中，複数の病態が存在する場合は医療資源を最も投入した傷病名で請求した手術等の診療行為と一致する傷病名を入力する．複数の手術や侵襲的処置を行った場合，そのうちの最も診療報酬点数が高い診療行為を行った傷病を対象とする．転科があった場合には，診療報酬点数の高い診療行為を行った傷病を対象とする．しかし定義が曖昧なものもあり，例えば化学療法とは何かが明示されていない（厚生労働省保険局医療課）．
2) 中央社会保険医療協議会診療報酬調査専門組織DPC評価分科会　平成20年第11回資料　平成21年2月23日 http://www.mhlw.go.jp/shingi/2009/02/s0223-8.html など参照．また診療情報提供サービスの下記サイトからマスターをダウンロードできる．　http://www.iryohoken.go.jp/shinryohoshu/downloadMenu/
3) 手術部門費用は勘定項目に手術人件費が別途計上されていれば，DPCデータにある麻酔時間で単位時間当たり費用が算出でき，これを患者に振り替えせれば更に精緻になる．

引用文献

中央社会保険医療協議会診療報酬調査専門組織DPC評価分科会：平成17年度第1回資料　平成17年4月12日　http://www.mhlw.go.jp/shingi/2005/04/s0412-4.html

中央社会保険医療協議会診療報酬調査専門組織DPC評価分科会：平成18年度第1回資料　平成18年4月27日　http://www.mhlw.go.jp/shingi/2006/04/s0427-3.html

中央社会保険医療協議会診療報酬調査専門組織DPC評価分科会：平成19年第1回資料　平成19年6月22日　http://www.mhlw.go.jp/shingi/2007/06/s0622-7.html

中央社会保険医療協議会診療報酬調査専門組織DPC評価分科会：平成20年第1回資料　平成20年5月9日　http://www.mhlw.go.jp/shingi/2008/05/s0509-3.html

中央社会保険医療協議会診療報酬調査専門組織DPC評価分科会：平成21年第3回資料　平成21年5月14日　http://www.mhlw.go.jp/shingi/2009/05/s0514-6.html

中央社会保険医療協議会診療報酬調査専門組織DPC評価分科会：平成22年度第2回資料　平成22年5月19日　http://www.mhlw.go.jp/shingi/2010/05/dl/s0519-7f.pdf

中央社会保険医療協議会診療報酬調査専門組織DPC評価分科会：平成22年第3回資料　平成22年6月30日　http://www.mhlw.go.jp/shingi/2010/06/s0630-7.html

中央社会保険医療協議会診療報酬調査専門組織医療機関のコスト調査分科会：第7回資料　平成17年7月26日　http://www.mhlw.go.jp/shingi/2005/07/s0726-7.html

藤垣裕子：公共空間，専門知と公共性――科学技術社会論の構築へ向けて．東京大学出版会，東京，2003

藤野善久・松田晋哉：Health Impact Assessment の基本的概念および日本での今後の取り組みに関する考察．日本公衆衛生雑誌 54: 73-89, 2007

岩渕勝好・片桐茂・平川秀紀：電子カルテアクセスログと実施データによる DPC 別人件費推定と原価計算．全国自治体病院学会雑誌 50(7)：72-79, 2011

情報通信技術戦略(IT 戦略)高度情報通信ネットワーク社会推進戦略本部
http://www.kantei.go.jp/jp/singi/it2

厚生労働省保険局医療課：平成 22 年度 DPC 導入の影響評価に係る調査に関する資料
http://www.prrism.com/dpc/setsumeikai_20100705.pdf

桑原一彰・久冨洋子・田﨑年晃・副島秀久：平成 20 年度厚生労働科学研究補助金(政策科学推進研究事業)分担研究報告書　包括支払い方式が医療経済及び医療提供体制に及ぼす影響に関する研究(H19-政策-指定-001)「診断群分類コーディングのためのレセプト電算コード整理とその活用に関する検討」2011 年 3 月

Lee FY, Leung KL, Lai BS, Ng SS, Dexter S, Lau WY: Predicting mortality and morbidity of patients operated on for perforated peptic ulcers. Archives of Surgery 36: 90-94, 2001

Lindenauer PK, Denise Remus D, Roman S, Rothberg MB, Benjamin EM, Ma A, Bratzler DW: Public reporting and pay for performance. New England Journal of Medicine 356: 486-496, 2007

Mehta RH, Liang L, Karve AM, Hernandez AF, Rumsfeld JS, Fonarow GC, Peterson ED: Association of patient case-mix adjustment, hospital process performance rankings, and eligibility for financial incentives. The Journal of the American Medical Association 300: 1897-1903, 2008

水野真美・桑原一彰：E/F ファイルを活用した診療活動量の測定とそれを活用した病院原価計算の精緻化の研究．九州大学大学院医学研究院医療経営管理学講座年報平成 22 年度 10: 22, 2010　http://www.hcam.med.kyushu-u.ac.jp/pdfroom/2010.pdf

Møller MH, Adamsen S, Thomsen RW, Møller AM: Preoperative prognostic factors for mortality in peptic ulcer perforation: A systematic review. Scandinavian Journal of Gastroenterology 45: 785-805, 2010

ポーター ME・テイスバーグ EO 著，山本雄士訳：医療戦略の本質――価値を向上させる競争．日経 BP 社，東京，2009

社会保険研究所：DPC 電子点数表　診断群分類点数表のてびき　平成 22 年 4 月版．社会保険研究所，東京，2010

第6章　プロセスデータを活用した医療評価

村田篤彦・松田晋哉

1. はじめに

　質の高い医療を実現していくためには，傷病の発生状況を把握し，その上で治療内容や転帰について継続的に検証していくことが必要である．この目的を達成するために，わが国では学会が中心となって各種の傷病登録が行われている．その代表的なものとしては島根大学学長小林祥泰教授らによって始められた脳卒中データバンクがある(小林，2009)．この事業における2007年までの延べ登録数は4万7000件以上に達しており，それを基に選択的血栓溶解療法の効果を評価するMELT studyなどが行われ，その成果は国際的にも高く評価されている(Ogawa et al., 2007)．脳卒中データバンクの基本的コンセプトは診断基準の統一(National Institute of Neurological Disorders and Stroke 第3版；NINDS-III に準拠)，重症度評価標準化(Japan Stroke Scale; JSS ならびに National Institute of Health Stroke Scale; NIHSS に準拠)，アウトカムスケール標準化(modified Rankin Scale に準拠)，各病院におけるデータベースとして機能することなどであるが，日常業務の中で情報入力が行えるようになっていることが同データベースの成功の理由であると考えられている．また，このデータベースを基に多施設共同研究が行われ，その成果が登録参加施設にフィードバックされている体制になっていることも重要な成功要因であろう．

　しかしながら，脳卒中データバンクのような成功事例は必ずしも多くはなく，その他の傷病登録事業においては，要求される情報が詳細であるために思うように登録数が増えないという問題も生じている．情報を提供する医師としては，結果の迅速なフィードバックがあることを希望しているが，そのような運用は難しいのが現状であり，そのことが現場の医師の不満の要因の1つとなっている．脳卒中データバンクについても，入力ソフトの提供に加えて運用面でも病

院のデータベースとして使えるよう工夫がされているものの，参加施設数を増やすことが課題であると述べられている(小林, 2009).

ここでDPCデータを考えてみると，平成22年度で，わが国では1670の急性期病院がDPCでデータを作成している．これはわが国の急性期入院症例の80%以上をカバーしていると考えられる．様式1には傷病名，性・年齢などの基本属性，在院日数，入院経路，退院時転帰などの基本情報が記載されており，学会が中心となって厚生労働省のDPC調査に合わせて様式1を収集し，それを集計すれば速報的な傷病登録とそのフィードバックを行うことができる．そして，時間的な余裕をみてさらに詳細な情報を後日登録するという運用をすることでより精度の高い傷病登録データベースにすることが可能となる．

DPCは包括支払いのツールとして議論されることが多いが，開発に携わってきた筆者らの目的はあくまで医療情報の標準化であり，標準化された情報に基づく医療評価こそがDPCの最も重要な役割であると考えている．しかしながら，そのためには現在の様式1の内容やデータの収集及び活用体制など検討すべき課題が多いのも事実である．

また，DPCがその本来の目的に沿って適切に運用されていくためには，臨床医がDPCの持つ可能性に気づき，そしてその活用を積極的に行うことが必要である．なぜならば，そのような活用が行われなければ，データの質が保証されず，また医療行為そのものが経済的動機でゆがめられてしまい，国民の望む質の高い医療の実現につながらない可能性があるからである．

そこで本章では，現在のDPCの枠組みでどのような情報が把握可能であるのかを脳梗塞を事例として提示し，将来的に傷病データベースと連携していくためにはどのような解決課題があるのかについて論述してみたい．また，DPCデータを活用した診療ガイドラインの遵守度を評価した事例についても紹介する．

2. DPC関連情報とは何か

現在，DPC調査で収集されている情報の主なものは様式1，Eファイル及びFファイルである．様式1は診療録情報であり，医療機関情報(施設コード，開

第6章 プロセスデータを活用した医療評価

設主体,病床規模),患者基本情報(年齢,性別),入退院情報(入退院日,入退院経路,予定・緊急入院,救急搬送,退院時転帰),診断情報(診断名,入院時併存症,入院後合併症),手術情報(手術日,術式,麻酔法)が必須項目として入力されている.さらに,項目によって入力が必須となっていないものもあるが,がんのステージ(TNM 分類),化学療法・放射線療法の有無,入院時・退院時の意識レベル(Japan Coma Scale),手術前リスクの American Society of Anesthesiologists(ASA)分類,呼吸不全の Hugh-Jones 分類,心不全の New York Heart Association 分類,狭心症 Candian Cardiovascular Society(CCS)分類,急性心筋梗塞の Killip 分類,肝硬変の Child 分類,急性膵炎重症度分類,急性白血病・非ホジキンリンパ腫,多発性骨髄腫の病型分類,熱傷の Burn Index,褥瘡の National Pressure Ulcer Advisory Panel(NPUAP)分類,妊娠の有無,入院時の妊娠週数,出生時体重,出生時週数,喫煙指数など臨床情報も収集されている.

　Eファイルは診療行為ごとの請求額の小計を記録しているファイルであり,患者別,一連の行為の順序別の点数が日別で手技料,薬剤費,材料費の区分で記録されている.これらの合計は出来高請求時の点数に一致するものとなっている.

　Fファイルはオーダーの中身のイメージに相当するもので,医事コードごとに1レコードになっている.「まるめ」の処理をする前のデータで,1つのEファイルのレコードに複数のFファイルのレコードが対応しているため,合計は必ずしも出来高請求時の点数とならないのが特徴である.EファイルとFファイルとを分析することで使用した薬剤・特定保険医療材料,実施した検査・処置が日別に把握することが可能となり,これにより患者別に診療行為の詳細の分析が可能となる.

　図6-1は様式1とE/Fファイルの対応について示したものである.
　次に脳梗塞について傷病登録への応用可能性を検討した結果を示してみたい.

3. 脳梗塞の事例検討

　DPC 研究班調査事業には,平成20年度で926病院が調査に参加している.参加施設は7月から12月までのデータを研究班に提出しており,その延べ件

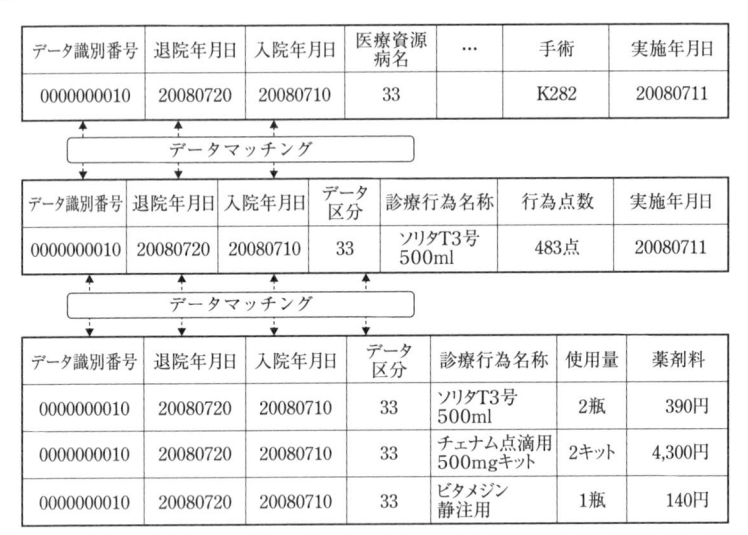

データ識別番号	退院年月日	入院年月日	医療資源病名	...	手術	実施年月日
0000000010	20080720	20080710	33		K282	20080711

↕ データマッチング ↕

データ識別番号	退院年月日	入院年月日	データ区分	診療行為名称	行為点数	実施年月日
0000000010	20080720	20080710	33	ソリタT3号500ml	483点	20080711

↕ データマッチング ↕

データ識別番号	退院年月日	入院年月日	データ区分	診療行為名称	使用量	薬剤料
0000000010	20080720	20080710	33	ソリタT3号500ml	2瓶	390円
0000000010	20080720	20080710	33	チエナム点滴用500mgキット	2キット	4,300円
0000000010	20080720	20080710	33	ビタメジン静注用	1瓶	140円

図6-1　様式1とE/Fファイルの関係

数は255万3283件(エラーデータを除く)となっている．このうちDPC6桁(医療資源を最も使用した傷病名に相当)が脳梗塞(010060)で，分析に必要な必須項目の入力に問題のない7万828例について検討した結果を本章では紹介する．

表6-1は分析対象者を性別・年齢階級別に整理した結果を示したものである．

表6-2は在院日数，入院時年齢，入院時Barthel Index(機能状態の指標)，退院時Barthel Index，Barthel Index変化の平均を一過性脳虚血(Transient Ischemic Attack；以下TIA)か否か別に整理したものである．TIAは一過性に麻痺などの症状が見られるが，24時間以内に症状が消失する，いわば脳梗塞の前段階的臨床状態である．両群で平均年齢に差はないが，TIA群で平均在院日数は短く，入院時Barthel Indexおよび退院時Barthel Indexは大きい値(=ADLが良い)となっている．

表6-3は入院時の意識レベル(Japan Coma Scale；以下JCSによる)の状況をTIA群とそれ以外で見たものであるが，TIA群でJCSの軽いものが多い．

表6-4は転帰についてTIA群とそれ以外で見たものであるが，TIA群で軽快が多く(85.3%，それ以外は78.8%)，それ以外で死亡退院が多くなっている(4.9%，TIA群は0.2%)．

表 6-1 分析対象患者の性・年齢階級別の分布

		男性	女性	合計
0-9歳	N	40	48	88
	%	0.1	0.2	0.1
10-19歳	N	145	144	289
	%	0.3	0.5	0.4
20-29歳	N	99	124	223
	%	0.2	0.4	0.3
30-39歳	N	268	256	524
	%	0.6	0.9	0.7
40-49歳	N	876	514	1,390
	%	2.1	1.8	2.0
50-59歳	N	2,338	1,063	3,401
	%	5.6	3.7	4.8
60-69歳	N	8,048	3,049	11,097
	%	19.2	10.6	15.7
70-79歳	N	13,470	6,185	19,655
	%	32.1	21.4	27.8
80-89歳	N	12,960	9,878	22,838
	%	30.9	34.2	32.2
90歳以上	N	3,721	7,602	11,323
	%	8.9	26.3	16.0
合計	N	41,965	28,863	70,828
	%	100.0	100.0	100.0

　表6-5は脳梗塞・TIAの治療薬剤の状況を示している．エダラボン，rt-PA，オザグレル，アルガトロバン，ウロキナーゼ，低分子デキストラン，ヘパリン，高張液の使用頻度と使用日数をTIA群とそれ以外で整理したものである．最も使用されているのはエダラボンであり（TIA以外で全症例の46.4％；以下同じ），次いでオザグレル（32.1％），ヘパリン（31.6％），高張液（15.4％），アルガトロバン（15.2％），低分子デキストラン（10.6％），rt-PA（2.3％），ウロキナーゼ（0.9％）の順となっている．

　表6-6はエダラボンについて何日使用しているかをTIA・TIA以外別にみたものである．TIA以外症例では7日までが累計で52.5％，14日までが累計で97.3％となっている．

　表6-7は2剤を用いている場合の組み合わせの頻度をまとめたものである．

表6-2 分析対象患(DPC010060)の概要

TIA 症例	度数	最小値	最大値	平均値	標準偏差
平均在院日数	6,062	1	150	7.8	8.3
入院時年齢	6,062	7	104	71.9	13.5
入院時 Barthel Index	3,709	0	100	65.3	38.6
退院時 Barthel Index	3,576	0	100	85.3	29.5
Barthel Index 変化	3,545	-100	100	18.4	30.3
TIA 以外	度数	最小値	最大値	平均値	標準偏差
平均在院日数	64,766	1	262	22.2	22.7
入院時年齢	64,766	0	107	72.2	13.5
入院時 Barthel Index	39,357	0	100	51.0	42.2
退院時 Barthel Index	35,825	0	100	71.8	38.5
Barthel Index 変化	35,434	-100	100	17.6	31.5

注1) TIA:一過性脳虚血発作.
注2) Barthel Index(機能状態) スコアの高いほうが機能が高いことを示す.

表6-3 入院時の意識レベル(Japan Coma Scale による)

意識レベル JCS	TIA 度数	%	TIA 以外 度数	%
0	4,627	76.3	43,165	66.6
1	625	10.3	6,998	10.8
2	279	4.6	3,154	4.9
3	203	3.3	4,719	7.3
10	117	1.9	2,356	3.6
20	62	1.0	970	1.5
30	48	0.8	1,048	1.6
100	32	0.5	936	1.4
200	41	0.7	1,016	1.6
300	28	0.5	404	0.6
合 計	6,062	100.0	64,766	100.0

注1) 意識レベル(JCS)はスコアの高いものがより重症.
注2) TIA:一過性脳虚血発作.

基本となっているのはエダラボンであり，組み合わせとしてはオザグレルが最も多く(34.1%)，次いでヘパリン(14.6%)，アルガトロバン(14.4%)となっている.

以上の結果は脳卒中データバンク2009に示されている結果とほぼ一致している(小林，2009). 医薬品や医療材料の使用状況を診療録から別途入力することはそれなりの手間がかかり，多忙な臨床医が傷病登録事業に参加する際の心

表6-4 分析対象症例の退院時転帰

退院時転帰	TIA 度数	%	TIA以外 度数	%
治癒	587	9.7	2,132	3.3
軽快	5,168	85.3	51,066	78.8
寛解	40	0.7	531	0.8
不変	172	2.8	5,001	7.7
増悪	2	0.0	227	0.4
死亡	6	0.1	2,465	3.8
死亡(主傷病以外)	7	0.1	719	1.1
その他	80	1.3	2,625	4.1
合計	6,062	100.0	64,766	100.0

注1) TIA：一過性脳虚血発作.

表6-5 TIA・TIA以外別にみた脳梗塞治療薬の使用状況

		TIA	TIA以外	全体
エダラボン	N	610	30,030	30,640
	%	10.1	46.4	43.3
rt-PA	N	1	1,472	1,473
	%	0.0	2.3	2.1
オザグレル	N	856	20,810	21,666
	%	14.1	32.1	30.6
アルガトロバン	N	248	9,838	10,086
	%	4.1	15.2	14.2
ウロキナーゼ	N	4	562	566
	%	0.1	0.9	0.8
低分子デキストラン	N	377	6,836	7,213
	%	6.2	10.6	10.2
ヘパリン	N	824	20,470	21,294
	%	13.6	31.6	30.1
高張液	N	226	9,966	10,192
	%	3.7	15.4	14.4
全症例	N	6,062	64,766	70,828
	%	100.0	100.0	100.0

表6-6 エダラボン使用患者の割合と使用日数

使用日数	TIA 度数	TIA %	TIA 累積%	TIA以外 度数	TIA以外 %	TIA以外 累積%	全症例 度数	全症例 %	全症例 累積%
1 日	80	13.1	13.1	995	3.3	3.3	1,075	3.5	3.5
2 日	115	18.9	32.0	1,302	4.3	7.6	1,417	4.6	8.1
3 日	92	15.1	47.0	1,962	6.5	14.2	2,054	6.7	14.8
4 日	62	10.2	57.2	1,705	5.7	19.9	1,767	5.8	20.6
5 日	64	10.5	67.7	2,398	8.0	27.8	2,462	8.0	28.6
6 日	42	6.9	74.6	2,089	7.0	34.8	2,131	7.0	35.6
7 日	65	10.7	85.2	5,302	17.7	52.5	5,367	17.5	53.1
8 日	19	3.1	88.4	2,376	7.9	60.4	2,395	7.8	60.9
9 日	13	2.1	90.5	1,261	4.2	64.6	1,274	4.2	65.1
10 日	12	2.0	92.5	1,516	5.0	69.6	1,528	5.0	70.1
11 日	7	1.1	93.6	1,054	3.5	73.1	1,061	3.5	73.5
12 日	7	1.1	94.8	946	3.2	76.3	953	3.1	76.6
13 日	6	1.0	95.7	1,197	4.0	80.3	1,203	3.9	80.6
14 日	22	3.6	99.3	5,107	17.0	97.3	5,129	16.7	97.3
15-21 日	3	0.5	99.8	742	2.5	99.7	745	2.4	99.7
22-28 日	1	0.2	100.0	64	0.2	100.0	65	0.2	100.0
29 日超	0	0.0	100.0	14	0.0	100.0	14	0.0	100.0
合 計	610	100.0		30,030	100.0		30,640	100.0	
全症例	6,062			64,766			70,828		

表6-7 2剤のみ用いている場合の薬剤の組み合わせ

	エダラボン	rt-PA	アルガトロバン	オザグレル	低分子デキストラン	ウロキナーゼ	高張液	ヘパリン
エダラボン		185	2,967	7,032	335	4	1,657	3,008
rt-PA	0.9%		2	7	7	0	24	42
アルガトロバン	14.4%	0.0%		101	242	18	250	508
オザグレル	34.1%	0.0%	0.5%		620	120	827	921
低分子デキストラン	1.6%	0.0%	1.2%	3.0%		0	48	997
ウロキナーゼ	0.0%	0.0%	0.1%	0.6%	0.0%		2	23
高張液	8.0%	0.1%	1.2%	4.0%	0.2%	0.0%		695
ヘパリン	14.6%	0.2%	2.5%	4.5%	4.8%	0.1%	3.4%	
合 計								20,642

理的障壁になっていると思われる．このようなデータはレセコン情報(E/Fファイル)から把握可能であり，したがって脳卒中データバンク事業をDPC調査と連動することでその情報入力作業をある程度簡素化することができると考えられる．また，機能状態についてはBarthel Indexが入退院時で評価されており，それを活用することもできる．

しかしながら，DPC調査では脳卒中データバンクで収集している脳梗塞の臨床分類や重症度に関する情報などは収集しておらず，この点が今後の検討課題である(注：2010年調査からは，modified Rankin Scaleにより入院時・退院時の機能状態などの情報，発症日の情報が様式1に追加された)．

4. 急性胆管炎を対象とした診療ガイドラインの順守度の評価

近年，EBM(Evidence Based Medicine)の重要性が叫ばれ，それに伴い多くの疾患においてEBMに基づいた診療ガイドラインが作成されている(Medical Information Network Distribution Services)．診療ガイドラインはその疾患に対する治療指針として日常診療に重要な役割を果たし，これまでに，診療ガイドラインの遵守度が高いほど在院日数や死亡率，医療費が低いことが報告されている(Quaglini et al., 2004)．またBirkmeyerらが報告して以来，施設症例数(hospital volume)は，患者の治療結果において重要な影響を及ぼす要因として認識されており，特に外科手術及び内視鏡手術等では，施設症例数が多いほど，在院日数や死亡率が低いことがこれまでに報告されている(Birkmeyer et al., 2002; Murata et al., 2010)．しかしながら，診療ガイドラインの遵守度に対する病院症例数の影響を示した研究はない．そこで，筆者らはDPCデータを用いて，ガイドラインの遵守度と病院症例数の関係について検討を行ったので，その内容についてDPCデータの応用事例として紹介してみたい(Murata et al., 2011)．

使用したデータは脳梗塞の事例と同様，平成20年度DPC研究班調査事業に参加したDPC対象病院829施設(特定機能病院82施設，一般病院747施設)のものである．このデータから急性胆管炎と診断され入院加療された6万842人を抜きだし分析の対象とした．

施設については2008年4月から12月の期間中，症例数が60例以下の病院

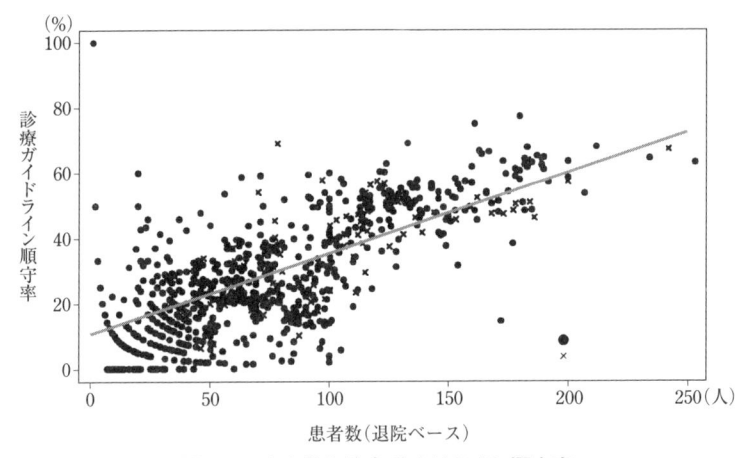

図6-2 患者数と診療ガイドライン順守率

を低症例数病院群(2万869人(499施設)),60-120例の施設を中症例数病院群(1万8387人(188施設)),120例以上の施設を高症例数病院群(2万1586人(142施設))と3群に分類した.

診療ガイドラインについては2007年にJournal of Hepatobiliary-Pancreatic Surgery(現在はJournal of Hepatobiliary-Pancreatic Scienceに改名)に報告されている急性胆管炎診療ガイドラインを本検討では使用した(Takada et al., 2007).このガイドラインに示されている推奨グレードA(行うよう強く勧められる;7項目)とグレードB(行うよう勧められる;3項目)とされた合計10項目の遵守度を評価した.各患者のE及びFファイルに記録されていたデータから,ガイドラインに推奨されている検査及び治療の有無を評価し,行われている場合に遵守されていると定義した.ガイドラインの遵守度は,10段階で評価し,全て遵守された場合は"10",全く遵守されない場合は"0"とスコア化し,評価を行った.

以下,分析結果について述べる.高症例数病院群では,中症例数病院群及び低症例数病院群に比べ,有意差をもって高いガイドラインの遵守度を認めた(6.8 ± 1.6 vs. 5.6 ± 1.5 vs. 3.9 ± 1.4, $p < 0.001$).また,ガイドライン遵守の平均スコア以上の症例を"高コンプライアンス症例"と定義し,各施設における高コンプライアンス症例の割合(病院別コンプライアンス率)を分析したところ,施設症例数と病院別コンプライアンス率の関係は正の相関を得た($y = 0.247 x +$

10.571, R2 = 0.437, p < 0.001；図6-2).

　ガイドラインの遵守度と病院症例数の関係についての検討に関して，これまでの報告では，Williamらが急性心筋梗塞において，診療ガイドラインの遵守度と病院症例数の関係を示した1例のみである(Williams et al., 2008)．しかしながらこの報告は自己申告に基づくものであり，信頼性に乏しい．本研究はDPCという，客観的公的データを基にして得られたデータを用いて行ったものである．平成22年度は全国で1670の急性期病院が厚生労働省のDPC調査に参加している．これは病床数で約47万床であり，実に一般病床の50％がDPCで評価される規模になっている．DPCデータの特徴として各患者に行われた治療内容やその行為の明細情報が時系列でデータベースに詳細に記録されており，個々の医療行為を詳細に分析することが可能である．この意味において，わが国は臨床研究の基盤となる重要な情報基盤ができたといえ，そのさらなる活用が期待されると考えられる．

5. まとめ

　以上，脳梗塞と急性胆管炎を例に，DPCデータベースの医療評価への活用可能性について説明した．今後この貴重な知的財産の収集活用体制をどのように整備するかが喫緊の課題であろう．

　DPCが紹介された当初の研究では，その多くが医療資源や在院日数などに対する医療コストの分析に関するものであったが(Yasunaga et al., 2005)，近年では，腹腔鏡補助下胃切除における症例数と治療の結果の関係や急性胆管炎に対するガイドラインの遵守度の評価など，臨床に直結した論文が報告されており(Murata et al., 2010; 2011; Kuwabara et al., 2009)．今後，このDPCデータを用いて様々な疾患における臨床研究及びその疾患に対する医療機関の評価が進むことが期待される．DPCの本質は医療情報の標準化と電子化であり，そしてその目的は標準的な情報に基づく評価による医療の質向上にあると筆者らは考えている．診療報酬への応用を含めてDPCに基づく制度が適正に運営されていくためにも学会，特に臨床系の学会がDPCデータの活用に積極的に関与していくことが望まれる．

現行の DPC 関連情報にはその網羅性，正確性について解決すべき課題もある．例えば，診療プロセスの分析に関しては診療報酬で評価されているものしか把握することができない．したがってガイドラインに記載されている項目の全てが DPC データで評価できるわけではない．医療資源の投入量の評価において必要であるものについては別途様式1(退院サマリ)で把握する必要がある．現在，わが国においても臨床指標の導入と公開に関するモデル事業が医政局を中心に行われているが，現場での情報収集の重複をさけるために，そのような事業との整合性についても考慮する必要がある．この意味においても関連学会の DPC 制度への積極的な関与が期待される．

引用文献

Birkmeyer JD, Siewers AE, Finlayson EV, Stukel TA, Lucas FL, Batista I, Welch HG, Wennberg DE: Hospital volume and surgical mortality in the United States. New England Journal of Medicine 346: 1128-1137, 2002

小林祥泰編：脳卒中データバンク2009．中山書店，東京，2009

Kuwabara K, Matsuda S, Fushimi K, Ishikawa KB, Horiguchi H, Fujimori K: Hospital volume and quality of laparoscopic gastrectomy in Japan. Digestive Surgery 26: 422-429, 2009

Medical Information Network Distribution Service(Minds)
http://minds.jcqhc.or.jp/stc/0009/1/0009_G0000138_0041.html.

Murata A, Matsuda S, Kuwabara K, Fujino Y, Kubo T, Fujimori K, Horiguchi H: Impact of hospital volume on clinical outcomes of endoscopic biliary drainage for acute cholangitis based on the Japanese administrative database associated with the Diagnosis Procedure Combination system. Journal of Gastroenterology 45: 1090-1096, 2010

Murata A, Matsuda S, Kuwabara K, Fujino Y, Kubo T, Fujimori K, Horiguchi H: An observational study using a national administrative database to determine the impact of hospital volume on compliance with clinical practice guidelines. Medical Care 49(3): 313-320, 2011

Ogawa A, Mori E, Minematsu K, Taki W, Takahashi A, Nemoto S, Miyamoto S, Sasaki M, Inoue T for the MELT Japan Study Group: Randomized trial of intraarterial infusion of urokinase within 6 Hours of middle cerebral artery stroke. Stroke 38: 2633-2639, 2007

Quaglini S, Cavallini A, Gerzeli S, Micieli G, GLADIS Study Group: Economic benefit from clinical practice guideline compliance in stroke patient management. Health Policy 69: 305-315, 2004

Takada T, Kawarada Y, Nimura Y, Yoshida M, Mayumi T, Sekimoto M, Miura F, Wada

K, Hirota M, Yamashita Y, Nagino M, Tsuyuguchi T, Tanaka A, Kimura Y, Yasuda H, Hirata K, Pitt HA, Strasberg SM, Gadacz TR, Bornman PC, Gouma DJ, Belli G, Liau KH: Background: Tokyo Guidelines for the management of acute cholangitis and cholecystitis. Journal of Hepato-biliary-pancreatic Surgery 14: 1-10, 2007

Williams SC, Koss RG, Morton DJ, Schmaltz SP, Loeb JM: Case volume and hospital compliance with evidence-based processes of care. International Journal for Quality in Health Care 20: 79-87, 2008

Yasunaga H, Ide H, Imamura T, Ohe K: Impact of the Japanese Diagnosis Procedure Combination-based Payment System on cardiovascular medicine-related costs. International Heart Journal 46: 855-866, 2005

第7章　病院の生産効率性と機能

河口洋行・橋本英樹・松田晋哉

1. はじめに

1.1 背　景

　国家財政の悪化による医療費抑制政策とより先進的で高度な医療サービスを求める国民の要求により，わが国の医療制度は一層の効率化が求められている．しかし，効率性を向上させるうえで，医療サービス市場には情報の非対称性や価格規制が存在するため，一般的な市場機能(価格メカニズム)に加えて，効率性等の情報提供が重要な役割を果たすとされている．例えば，医療提供組織の効率性を測定し，より効率的な組織に対して医療資源を集中し，有効に活用することが必要となっている．多くの国の医療制度において，病院分野は医療費支出の最も大きな部分を占めている．このため，非効率な病院を特定し改善することによって，品質の向上や医療費の抑制が期待できると考えられている．このような背景から，医療経済学においては様々な効率性の測定手法が適用され，主に欧米において医療提供組織の効率性測定に関する実証研究の蓄積が行われている[1]．

1.2 目　的

　本章では，平成19-21年度・DPC研究班調査事業から得られたDPCデータを用いて，Stochastic Frontier Analysis(確率的フロンティア分析，以下SFA)の1モデルであるGreene(2004；2005)のTrue Fixed Effect Model(以下，TFEM)を用いて病院の効率性を測定することを第1の目的としている．

　SFAとはフロンティア分析を用いて，データ測定時のランダムエラーを考慮したうえで，効率性を測定する手法である．パネル・データを用いたSFAの1モデルであるTFEMの特徴は，個別サンプル毎のダミー変数を設定し，

時間変化のないサンプルの観測されない異質性(施設特性や立地条件)を吸収することによって，より精緻なサンプルの同質化を可能とした点である．このサンプルの異質性を，パネル・データを用いることにより制御することを経済学では固定効果(fixed effect)と呼んでいる．固定効果は，例えば費用関数においては個別サンプルの費用高(安)の原因を示すと考えられる．また，同様に生産関数においては，個別サンプルの生産を阻害(促進)する要因を示すと考えられる．

1.3 先行研究

医療分野の効率性測定に関するレビュー論文としては，Hollingsworth(2008)が1983年から2006年までの317論文について，その分析手法や結果について検討している．これらの研究の蓄積に対して，Newhouse(1994)は3つの大きな課題を指摘している．第1に医療サービスの生産物の測定と品質の制御をどうするか，第2に測定対象となる医療機関の同質性をどのように担保するか，第3に測定対象の患者特性をどのように調整するかである．

第1の課題については，健康水準の向上が医療サービスの最終的成果であるが，その測定は困難なため，一般的に生産物は患者数などの病院出力(output)で把握される．海外の先行研究では医療の品質を示す指標として，アウトカム(死亡率，合併症発症率，再入院率など)や構造(スタッフ配置など)に関する様々な臨床指標(clinical Indicator)が利用されている．例えば，Jacobs *et al.*(2006)は，クロスセクション・データの分析において，「緊急の再入院率」を制御変数として医療の質を調整している．Folland and Hofler(2001)は，品質変数として「医療スタッフの有資格割合」と「reservation quality」を採用している．後者は，「稼動病床(staffed bed)と入院患者数(census)の差」を「入院患者数の0.5乗値」で除した指数で，稼動病床に余裕があるほど，品質が高いとするものである．この関係は患者が必要とする看護配置が常に不足しているという前提条件が満たされる場合には，医療サービスの看護密度の面を反映すると考えられる．最近では，品質変数が効率性測定に与える影響についても分析が実施されている．例えば，McKay and Deily(2007)は米国の急性期病院を3年間のパネル・データで分析し，「死亡率(mortality rate)及び合併症率(complications rate)」と非効率性の関係を検証したところ，品質変数はその取得にかかる費用に比して，

その影響はあまり大きくないと主張している．一方で，Mutter *et al.*(2008)は，各種の死亡率(excess mortality rate)，救命失敗率(failure to rescue rate)，重大な併発症(comorbidity)等を用いて複数のモデルで効率性を測定している．その結果，費用関数に与える品質変数の影響は，その変数選択により異なることが確認されている．しかし，わが国ではこうした品質変数を入手することがこれまで困難であったため，質調整をした研究は見られていない．診断群分類を利用し，患者のケースミックスを考慮して効率性測定において品質変数による制御を実施したのは本研究が初めてのものとなる．

　第2の課題については，りんごとみかんを比較することがないように，効率性測定に際しては医療機関の同質性を確保する必要がある．しかし，病院は診療科目の組み合わせや先進医療・教育機能の有無により多様である．そこで，Greene(2004)は解決策として，従来の分析モデルに固定効果を補足する個別のダミー変数を加えたTFEMを提案している．当該モデルは，現時点で最も非効率性と異質性の分離に成功したモデルと考えられる．TFEMを初めて病院の効率性測定に利用した研究が，Jacobs *et al.*(2006)である．当該研究では，「観測されないサンプルの異質性(unobserved heterogeneity)」を制御するモデルとしてTFEMを他の推定方法と比較している．分析モデルは，シンプルな線形の費用関数を用いて，英国の国立病院185サンプルの4年間のパネル・データを用いて効率性を推定し，0.896という結果を得ている．ただし，用いた説明変数は，入院患者数・外来患者数・救急患者数の3つであり，品質の制御は行われていない．日本においては，河口(2008)がTFEMを採用して862の自治体病院の5年分のパネル・データを分析している．モデルはコブ・ダグラス(Cobb-Douglas)型の費用関数を用いて，患者の特性を「患者100人当たり検査回数」で看護密度に関連する変数として「看護基準」で制御して，効率性を推計している．その結果，効率性の平均値は0.825で，経年変化がほとんどないことが確認されている．同じく，高塚・西村(2008)はオーダリング・システムの導入が病院の効率性に与える影響を考察するために，TFEMを含む3つの分析モデルを用いている．当該研究では，408の自治体病院の5年間のデータを採用し，施設特性を説明変数で制御した上で，トランス・ログ(Trans-log)型の生産関数を推計している．その結果，TFEMでは効率性値は0.842(療養病床

あり施設含む)と従来の固定効果モデルに比して効率性が高く,双方の相関係数は低いことを指摘している(Farsi et al., 2005).

第3の課題については,患者を同質的な数百のグループに分類するケースミックス分類が海外ではよく利用されている.この課題の克服には,標準的で比較可能性の高い患者分類システムが必要であり,DPC分類はまさにその要件を満たすものである.

1.4 本研究の特徴と構成

先行研究と比した,本章の貢献は以下の3点である.第1に,効率性測定において病院毎の病院別標準化死亡比(Hospital Standardized Mortality Ratio:期待死亡率と観測死亡率の比を取った比率,以下HSMR)を用いて品質の制御を実施した点である.わが国の効率性測定に関する研究では,品質変数を用いておらず,どの病院も医療サービスの品質が均一であることを仮定している.しかし,もし日本の病院における医療サービスの品質のバラつきが大きい場合には,品質を制御しない先行研究では効率性の格差を過小に補足していた可能性がある.

第2に,生産物として用いた入院患者数にDPCデータの相対係数でウエイト付けをしている点である.このウエイト付けにより,患者特性(正確には医療資源の必要度)を加味して正確な生産物を測定している.このような,産出物(入院数や入院日数)に分類別相対係数を用いてウエイト付けする手法は,海外では一般的に行われている(例えば,Rosko(2001)やFolland and Hofler(2001)).しかし,日本ではこれまでDPCデータを用いた効率性測定が実施されていないため,本研究が初めてと考えられる.

第3に,固定効果を用いてサンプルの異質性を制御するため,TFEMを用いて効率性を推計した点である.尚,病院の効率性分析にTFEMを用いたのは,Jacobs et al. (2006)の,英国NHS病院を分析したものが初めてである.わが国の病院を分析した研究は,河口(2008),高塚・西村(2008)の2例しかない.併せて,病院ではないがスイスのナーシング・ホーム(nursing home)についてTFEMを用いて分析したFarsi et al. (2005)がある[2].尚,TFEMを用いてサンプル病院の同質性を担保したうえで,品質変数による制御を実施したのは,本研究が初めてと考えられる.

本章の構成は以下のとおりである．本節では，論文の背景，目的等について述べた．続く第2節では分析方法について説明を行う．第3節では分析結果を示し，第4節では本研究の考察と今後の課題について述べる．

2. 分析方法

2.1 分析モデル

効率性の測定を行う場合には，生産関数を推定する場合と，その双対問題(利益極大化の仮定有り)としての費用関数を推定する場合がある．それぞれに特徴があるため，実証研究においてはどちらも利用されている．本研究においては，利用できる説明変数の限界により生産関数を選択した．

生産関数は一般的に(1)式のように示される．この時，Yは生産物を，Xは投入物(労働をL，資本をKとする)を示す．

$$Y = f(X) = f(K, L) \tag{1}$$

但し，生産関数を用いる場合には，生産物を単一変数で代理する必要がある．例えば，Fujii and Ohta(1999)は入院患者数と外来患者数を1人当たり医療費のそれぞれのウエイトで合計している．また，高塚・西村(2006)では生産物として1病床当たりの退院患者数を用いている．

次に生産関数を推計すると仮定し，関数形としてコブ・ダグラス型生産関数に特定化すると，(2)式のように示される．

$$Y = aK^{\beta_1}L^{\beta_2} \tag{2}$$

(2)式を対数変換し，SFAの2つの誤差項を付加すると(3)式のように示される．誤差項ν_iは，効率性に関連のないランダムなショックを表し，もうひとつの誤差項u_iは非負の特定の分布を持ち，非効率性を示す．誤差項ν_iと誤差項u_iが独立な分布を持つ場合，パラメーターを最尤推定法によって推定することによって，非効率(u_i)の推定値を求めることができる

$$\ln Y_i = \ln \alpha + \beta_1 \ln K_i + \beta_2 \ln L_i + \nu_i - u_i$$
$$\nu_i \sim N[0, \sigma_\nu^2], \quad u_i = |U_i|, \quad U_i \sim N[0, \sigma_u^2] \tag{3}$$

(3)式を Greene(2004)と同様のパネル・データ用の TFEM とすると，(4)式となる．ここで，α_i は病院毎に異なるダミー変数で，固定効果を吸収する．この病院ダミーで示される固定効果は，病院毎に経年変化しない何らかの生産物を増加させる要因を示すと考えられる．

$$\ln Y_{it} = \ln \alpha_i + \beta_1 \ln K_{it} + \beta_2 \ln L_{it} + \nu_{it} - u_{it} \tag{4}$$

(4)式は，TFEM で効率性が時間不変(time invariant)とした仮定条件を設定している．併せて，よりフレキシブルな Trans-log 型生産関数に特定化した TFEM は(5)式となる．

$$\ln Y_{it} = \alpha_i + \beta_1 \ln K_{it} + \beta_2 \ln L_{it} + \beta_3 (\ln L_{it})(\ln K_{it}) + \frac{1}{2}\beta_4 (\ln K_{it})^2 +$$
$$\frac{1}{2}\beta_5 (\ln L_{it})^2 + \nu_{it} - u_{it} \tag{5}$$
$$\nu_i \sim N[0, \sigma_\nu^2], \quad u_i = |U_i|, \quad U_i \sim N[0, \sigma_u^2]$$

次に，その他の説明変数の取り扱いについて検討しよう．高塚・西村(2008)によると，Kumbhakar et al. (1991)は，生産要素そのものではないが生産に影響を及ぼす要因を外生要因(例えば，品質変数)と定義している．その上で，この外生要因の取り扱いを，生産関数の説明変数とする方法と，非効率性項(u_i)の説明変数として考慮する方法をあげている．さらに，Coelli et al. (1999)は，この2つの方法のどちらを採用するかは，外生要因が生産技術の形に影響するものと考えるのか，それとも技術的効率性に影響するものと捉えるかの違いであるとしている．これは，医療サービスの品質を死亡率として考えた場合，新しい術式(例えば，従来の開腹式に対する腹腔鏡式)や最新の画像診断技術(例えば，PET-CT などによる早期診断)による影響が大きければ，前者の説明変数として採用する方が妥当であると考えられる．逆に，医療技術はほぼ同じであるが，より素早く無駄のない手術により品質が向上すると考えれば，非効率性項の説明変数とする方が適切であると考えられる．本章では，品質が医療技術より受け

る影響が大きいと考え,品質変数を(4)及び(5)に説明変数として加えたモデルを設定し,効率性を推定した[3]．

2.2 サンプル

分析を実施する対象は,DPC研究班に平成19-21年に研究協力しデータを提供していた936病院である．但し,TFEMを利用するには,パネル・データが必要とされる．更に,生産関数を理論モデルから推定するには,DPCデータに含まれる入院患者数の他に,病床数・医師数が必要となる．これらのデータが利用可能な127病院の2005年から2007年の3年間のパネル・データを分析対象とした．

具体的な分析モデルとしては,産出物(Y)を「ウエイト付けした入院患者数」とし,投入物の労働(L)を「医師数」,資本(K)を「病床数」とした．ウエイト付き入院患者数は,DPC分類ごとの入院患者数を相対係数でウエイト付けした合計値を算定した．医師数は労働投入を,病床数は資本投入を代表している．医師数は常勤換算の医師数を各種資料より引用した．但し,大学病院については『医育機関名簿』(羊土社名簿編集室編,各年版)より掲載医師数をそのまま引用した．

併せて,品質を制御する変数としてHSMR(hospital standardized mortality ratio)を(4)-(6)式に説明変数として加えた．HSMRは,副傷病や入院時の状況などから,死亡確率を予測する式をロジスティックモデルで作成し,そこから患者毎に期待死亡率(expected probability of death)を求め,それを病院毎に集計したものを病院期待死亡率(expected hospital mortality)とした．この病院期待死亡率と観測された病院毎の死亡率(observed hospital mortality)の比率(observed/expected)である[4]．

それぞれの変数の定義と出所を表7-1に,基本統計を表7-2に示した．尚,分析対象病院の病床規模について見てみると,500床以上600床未満が最も多く,24病院であった．一方で1000床超病院が15病院あり,100床以上200床未満病院が12病院あるなど,かなり分布が広いことに注意が必要である(図7-1)．

以上のデータ及びモデルを用いて,各病院の効率性を推定する．分析には,

表7-1 DPCデータを用いた今次分析モデル

	変数名	変数の定義
被説明変数	ウエイト付けした入院患者数(産出物)	DPC分類ごとの入院患者数にそれぞれの相対係数[1]でウエイト付けした合計値
説明変数	医師数(投入：労働) 病床数(投入：資本) HSMR(品質変数)	病院に勤務する常勤換算の医師数[2] 病院が保有する許可病床数[3] 「実測死亡率」と「期待死亡率」の比率

注1) ウエイト付き入院患者数は，DPC分類ごとの入院患者数を相対係数でウエイト付けした合計値を算定した．
注2) 大学病院については「医育機関名簿」より各年度の医師数を算出した．
注3) 許可病床数は届出が行われた数値であり，実際の稼動病床数と異なる可能性がある．
出所) 筆者ら作成．

表7-2 分析に使用した変数の基本統計

	ウエイト付け入院患者数	医師数	病床数	HSMR	相対係数（参考）
平均値	2,528.67	108	600	1.180	0.920
標準偏差	1,618.40	64	294	0.315	0.167
最大値	7,043.48	266	1,475	2.243	1.309
最小値	15.40	16	130	0.549	0.484

出所) 筆者ら作成．

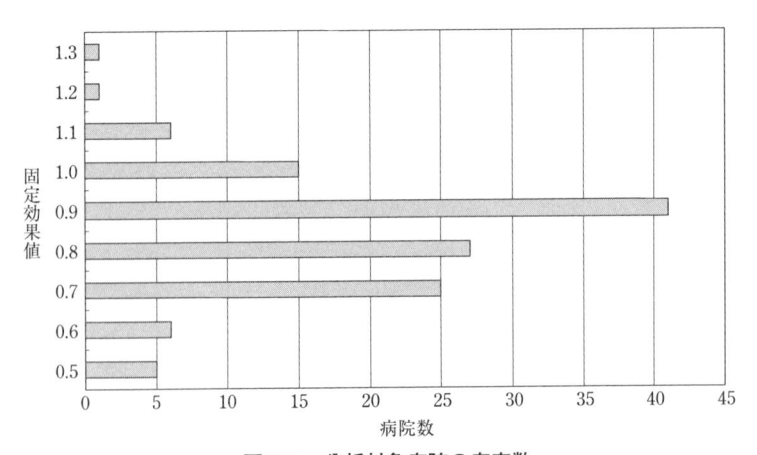

図7-1 分析対象病院の病床数

出所) 筆者ら作成．

表7-3　TFEMによる効率性の推定結果

	コブ・ダグラス(TFEM)		トランス・ログ(TFEM)	
	係数	標準偏差	係数	標準偏差
ln 医師数	0.3837***	0.019	2.8980***	0.304
ln 病床数	0.6649***	0.034	−0.5250**	0.211
HSMR	−0.2075***	0.022	−0.1723***	0.020
ln 医師数(2乗)			0.4380***	0.108
ln 病床数(2乗)			0.6911***	0.115
ln 医師数 ln 病床数			−0.7115***	0.118
2006年度ダミー				
2007年度ダミー				
lamda	3.5454		5.1850	
sigma_u	0.59985		0.73525	
sigma_v	0.16919		0.1418	
Log likelihood	−66.85218		−88.1148	
尤度比検定量	365.41***		322.88***	

***：P<0.01　**：P<0.05　*：P<0.1
出所）推定結果より筆者ら作成．

Limdep 8.0 (Econometric Software Inc.) を用いた．

3. 分析結果

3.1 効率性の推定結果

推計結果を表7-3に示した．コブ・ダグラス型のモデル(4式)では，分析に使用した変数は全て統計的に有意で符合条件も想定された符合を有している．投入物である医師数及び病床数は，符号が正でともに統計的に有意であった．これは投入物を増加させると産出物も増加することを示している．一方で，品質を示すHSMRは符号が負で統計的に有意であった．これはその他の条件が同じであれば，低い死亡率(高い品質)は産出物を減少させる効果を持つことを示している[5]．この結果は，米国の先行研究である，Mutter *et al.* (2008)においてメディケア患者の死亡率が費用関数で負の符号を持っていること(つまり，品質が高い場合には費用が増加する)と同じ結果を示唆していると考えられる．

トランス・ログ型のモデル(5式)でも，コブ・ダグラス型の場合とほぼ同じ結果となっている．追加した医師数及び病床数の2乗項は係数が正で統計的に

表7-4 推定された効率性(年次推移)

	コブ・ダグラス(TFEM)				トランス・ログ(TFEM)			
	Av	SD	Min	Max	Av	SD	Min	Max
2005年	0.310	0.780	−0.477	0.724	0.256	0.763	−0.578	0.724
2006年	0.762	0.924	0.212	0.877	0.752	0.913	0.132	0.865
2007年	0.758	0.904	0.303	0.851	0.749	0.887	0.216	0.843
3年間平均	0.610	0.743	−0.477	0.877	0.586	0.718	−0.477	0.877

出所) 推定結果より筆者ら作成.

有意な結果を示している.一方で,「病床数」及び「病床数と医師数」の交差項の係数が負になっている.

尚,コブ・ダグラス型及びトランス・ログ型のモデルについて尤度比検定を実施したが,係数が全て0という帰無仮説は棄却され,モデルに大きな問題はないと考えられる.

コブ・ダグラス型のモデルで推定した効率性の平均値(3年間分)は0.61(トランス・ログ型では0.59)であった.推定された効率性のヒストグラムを見ると,ほとんどの病院が0.6程度の効率性となっている.

この効率性の水準は,サンプルは異なるものの,Fujii and Ohta(1999)の推計した0.84,高塚・西村(2006)の0.78,河口(2008)の0.83,高塚・西村(2008)の0.84に比して低い効率性となっている.この違いの要因としては,サンプルの違いに加えて,患者数へのウエイト付けや品質変数の追加により,サンプルの効率性の格差が拡大したという可能性が考えられる.同じコブ・ダグラス型のモデルで品質変数のみを除いて効率性を推定した結果,平均値(3年間分)は0.744と先行研究とほぼ同水準となった.

更に,効率性の平均値を年次推移としてみると,2005-2007年の3年間では,最初の2005年の平均値が0.31(トランス・ログ型では0.26)と非常に小さく,その後2006年及び2007年で0.76(トランス・ログ型では0.75)と大幅に改善していることがわかる.別途分析モデルに,2006年度ダミー及び2007年度ダミーを加えた場合でも両変数ともに統計的に有意にならなかったことと併せて考えると,サンプル病院でDPC導入により大きな効率性の改善があったのかもしれない.

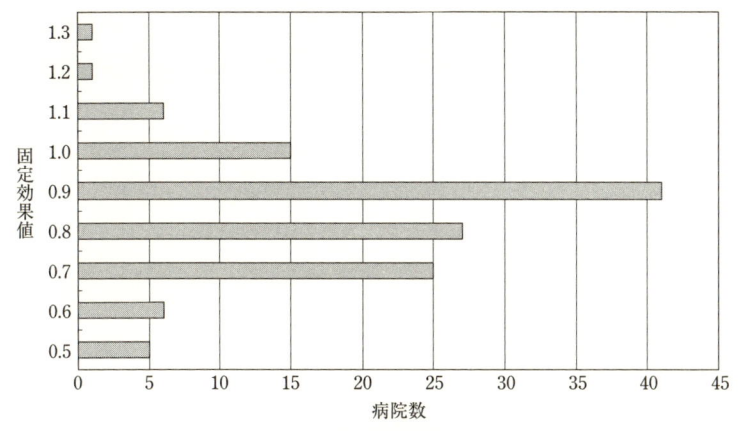

図 7-2 推定した固定効果値のヒストグラム

出所) 推定結果より筆者ら作成.

一方で，表7-4に示した2005年の効率性の最小値がマイナスとなり，各年の最大値が1となっていない[6]．英国の国立病院を同じTFEMで分析したJacobs *et al.* (2006)においても，効率性がマイナスになることが確認されており，これらの点は今後の実証研究の蓄積を待って対処する必要があろう．

3.2 固定効果値の推定結果

固定効果を補足するダミー変数(a_i)の病院毎の値を求めた結果[7]，全病院での平均値が0.784(標準偏差0.137)となった．最小値は0.437で，最大値は1.212となり最小値の2.77倍であった．ヒストグラムを見ると，0.9付近を峰とする分布になっていることがわかった(図7-2).

推定された固定効果を補足するダミー変数(a_i)の値は，開設者別に見るとどのような分布をしているのであろうか．この点を確認するために，図7-3で示したヒストグラムを，その開設者が識別できるように，樹形図に変換した．その結果，開設者による明らかな分布の違いは認められなかった．

4. 考 察

本研究では，DPCデータを用いて，先行研究に比して生産物としての患者

固定効果値	病院数																																										
0.4	0																																										
0.5	5	7	7	2	4	4																																					
0.6	6	7	7	2	3	4	4																																				
0.7	25	1	1	1	1	7	7	7	7	2	2	2	2	2	2	2	3	4	4	4	4	4	4	4	4	4																	
0.8	27	1	1	1	1	1	1	1	1	1	7	7	2	2	2	3	3	3	4	4	4	4	4	4	4	4	4	4															
0.9	41	1	1	1	1	1	1	1	1	1	1	1	1	1	7	7	7	7	7	7	7	7	2	2	2	2	2	2	2	2	2	3	3	3	3	4	4	4	4	4	4	4	4
1.0	15	1	1	1	1	7	7	7	7	2	3	3	3	3	4	4																											
1.1	6	1	1	1	1	7	2																																				
1.2	1	2																																									
1.3	1	1																																									

図7-3 固定効果を補足する病院ダミー変数の分布(樹形図)

注)病院の開設者1:国立大学,7:私立大学,2:市町村,3:赤十字社,4:社会保険協会.

数に相対係数でウエイト付けを行い,品質変数の制御を加えてより正確な効率性推定を行った.併せて,分析モデルにはサンプル病院の異質性を,固定効果を用いて制御するTFEMを用いた.さらに,病院毎に得られた固定効果の数値について検証した.その結果以下の2点があきらかになった.

第1に,推定した効率性値は,約0.6と先行研究に比して低い水準となった.これは,本研究では,品質変数による制御が行われているためと考えられ,品質変数を除いたモデルでは効率性の平均値は0.74であった.また,推定した年度毎の効率性値が2005年では0.3と低く,2006年及び2007年では0.7と大幅に改善していた.これは,DPC/PDPS導入による時間変化により効率性が向上したことが予想される.

第2に,病院毎の固定効果値は平均値が0.784で,最小値は0.437で最大値は1.212となり最小値の2.77倍であった.ヒストグラムを見ると,0.9付近を峰とする分布になっていることがわかった.当該棒グラフを,その開設者が識別できるように,樹形図に変換したところ,明らかな分布の違いは認められなかった.

但し,本研究は利用できるデータの制限を強く受けており,今後の課題として以下の3点があげられる.第1に,DPC対象病院のうち,今次分析病院は127病院と少ないことである.更に多くの病院を分析対象として,より頑健な

分析結果を得ることが望まれる．但し，本研究のサンプルは現在得られる DPC データのなかでは最大のサンプル数を確保していると考えられる．

　第 2 に，データの制約からシンプルな生産関数を推計したが，今後はより多くの変数を得て費用関数も推定することが望まれる．この費用関数から得られる固定効果値は，病院のコスト構造の違いをより直接的に反映することが想定され，政策的に利用が期待される．併せて，今回の分析では生産関数としてコブ・ダグラス型モデル及びトランス・ログ型モデルを用いたが，トランス・ログ型モデルに比して多重共線性の問題が小さい CES(Constant Elasticity of Substitution) モデルを用いて推定し，結果の頑健性を確認することが望ましい．更に，2005 年の効率性値がマイナスになったり，各年の効率性の最大値が 1 となっていない点を見ると，非効率性を補足する誤差項の分布についても，半正規分布の他にいくつかの分布を検討するべきである．

　第 3 に，より長い期間でのパネル・データ分析を実施することである．今回用いた分析モデルを提案している Greene(2004) は，固定効果モデルでは比較的短い分析期間 (5 年程度では短いと指摘) では，推定したパラメーターにバイアスが生じる "incidental parameters problem" が生じる可能性があるとしている．但し，Greene(2005) では先の "incidental parameters problem" について鉄鋼業界のデータを用いた推定結果にモンテカルロ・シミュレーションを実施して，その問題が小さいことを主張している．いずれにせよ，今回はデータの制約から 3 年間のデータを用いたが，より安定的な固定効果値を得るためには，より長い期間での分析が望まれるところである．

謝辞：分析に際して国立社会保障・人口問題研究所社会保障応用分析研究部泉田信行第一室長に，貴重なコメントを頂き感謝致します．尚，本章の誤りは全て筆者らの責任である．

1) 医療経済学における効率性測定に関する教科書として，Jacobs *et al.* (2006) や河口 (2008) がある．
2) 当該研究は，スイスの 36 のナーシング・ホームの 1993-2001 年のパネル・データを採用しトランス・ログ型の費用関数を用いて，入居者の特性を「依存度指数 (dependency index)」で，サービスの品質を「看護配置比率 (nursing staff ratio)(実配

置の看護師数と規制で義務付けられた看護師数の比率)」で調整した上で，効率性を推定している．その結果，効率性の平均値は約 0.95 であった．
3) 併せて，品質変数を含まないモデルで非効率性項を推定し，当該非効率性項の期待値 μ を外生要因としての品質変数(Z)で説明する(6)式を別途推計した．

$$u_i = \delta_0 + \delta_1 Z_{it} + W_{it} \quad W_{it} \sim N[0, \sigma_\nu^2] \tag{6}$$

4) HSMR の詳細な算出方法については，Miyata et al. (2008)を参照されたい．
5) 品質変数については，注3)に記載した方法で，被説明変数としての非効率性値を品質変数と定数項で回帰したところ，品質変数の係数の符号は正で統計的に有意であった．これは，品質変数が非効率性の内生要因である場合であっても，品質の上昇が効率性に負の影響を与えることを示しており，表 7-3 の品質変数の結果と整合的である．
6) コブ・ダグラス型のモデルにおいては，非効率性項の分布として half normal の他に，truncate normal の推定も行ったが，大きな改善は見られなかった．
7) 分析に用いた統計ソフト Limdep 8.0(Econometric Software Inc.) では，効率性推定の際に算出された固定効果値はスカラー alpha として自動的に保存されている．

引用文献

Battese GE, Coelli TJ: Frontier production functions-technical efficiency and panel data: with application to paddy farmers in India. Journal of Productivity Analysis 3: 153-169, 1992

Coelli T, Perelman S and Romano E: Accounting for environmental influences in stochastic frontier models: With application to international airlines. Journal of Productivity Analysis 11: 251-273, 1999

Farsi M, Filippini M and Kuenzle M: Unobserved heterogeneity in stochastic cost frontier models: An application to Swiss nursing homes. Applied Economics 37(18): 2127-2141, 2005

Folland TS and Hofler RH: How reliable are hospital efficiency estimates? Exploiting the dual to homothetic production. Health Economics 10: 683-698, 2001

Fujii A, Ohta M: Stochastic cost frontier and cost inefficiency of Japanese hospitals: A panel data analysis. Applied Economics Letters 6: 527-532, 1999

Greene W: Distinguishing between heterogeneity and inefficiency: stochastic frontier analysis of the World Health Organization's panel data on national health care systems. Health Economics 13: 959-980, 2004

Greene W: Reconsidering heterogeneity in panel data estimators of the stochastic frontier model. Journal of Econometrics 126: 269-303, 2005

Hollingsworth B: The measurement of efficiency and productivity of health care delivery. Health Economics 17(10): 1107-1128, 2008

Jacobs R, Smith PC and Street A: Measuring Efficiency in Health Care: Analytic Tech-

niques and Health Policy. Cambridge University Press, Cambridge, UK, 2006
河口洋行：医療の効率性測定——その手法と問題点．勁草書房，東京，2008
Kumbhakar SC, Ghosh S, McGukin JT: A generalized production frontier approach for estimating determinants of inefficiency in U.S. dairy firm. Journal of Business and Economic Statistics 9: 279-286, 1991
McKay NL, Deily ME: Cost inefficiency and hospital health outcomes. Health Economics 17(7): 833-848, 2007
Miyata H, Hashimoto H, Horiguchi H, Matsuda S, Motomura N, Takamoto S: Performance of in-hospital mortality prediction models for acute hospitalization: hospital standardized mortality ratio in Japan. BMC Health Service Research 8: 229, 2008
Mutter RL, Rosko MD, Wong HS: Measuring hospital inefficiency: The effects of controlling for quality and patient burden of illness. Health Services Research 43(6): 1992-2013, 2008
Newhouse JP: Frontier estimation: how useful a tool for health economics? Journal of Health Economics 13: 317-322, 1994
Rosko MD: Cost efficiency of US hospitals: Stochastic frontier approach. Health Economics 10: 539-551, 2001
高塚直能・西村周三：入院医療サービスの生産性評価に用いるアウトプット指標の妥当性評価——一床当たり年間退院患者数と病床利用率の比較．病院管理43(2): 17-28, 2006
高塚直能・西村周三：オーダリング・システムが病院生産性，効率性に及ぼす影響の評価．医療経済研究 20: 15-33, 2008
Wagstaff A: Estimating efficiency in the hospital sector: A comparison of three statistical cost frontier models. Applied Economics 21: 659-672, 1989
Wagstaff A and Lopez G: Hospital costs in Catalonia: A stochastic frontier analysis. Applied Economic Letters 3: 471-474, 1996
羊土社名簿編集室編：医育機関名簿．羊土社，東京，各年度

第 8 章　DPC 導入と診療の効率化

野口晴子・泉田信行・堀口裕正・康永秀生

1. はじめに

　特定機能病院の入院診療報酬支払いに診断群分類(以下 DPC：Diagnosis procedure combination)に基づく日額包括支払方式が導入されてから 6 年が経過した．松田(2005)が指摘するように，DPC は患者を傷病名と医療行為から分類する患者分類システム(Patient Classification System)の 1 つであり，米国等において利用されている DRG(Diagnosis related group)と本質的に同じ機能を持つ．患者を分類する理由の 1 つは，医療サービスの質を評価する情報を作成するためである．提供される医療サービスの質を評価するためには，患者の疾病や重症度などが可能な限り均質化された状態で評価が行われる必要がある．DPC をはじめとする患者分類システムを用いることにより，提供される医療サービスの相対的な評価が可能となる[1]．

　DPC データのユニークな点として，入院中の医療行為について詳細な情報を保有していることから「出来高換算」で資源利用量を把握できることがあげられる．この特性を用いることで制度導入前後での資源投入量の変化について検討できる．先駆的な研究としては，池田・小林(2007)がある．彼らは人工関節再置換術実施患者，冠動脈ステント術実施患者への医療資源投入が包括導入支払導入前後でどのように変化したかを記述的に明らかにした．縄田ら(2008)や縄田・川渕(2009)は疾患を白内障手術に限定し，患者単位で DPC 導入前後の入院日数の変化を分析した．橋本ら(2008)や小田・伏見(2009)は，DPC データを用いて技術普及を分析している．このほかにも伏見(2008)は，DPC データの活用方法として，1)医療サービスの評価の他に，2)病院経営，3)医療計画，4)保険者機能，への活用について議論している．

　本章では，DPC の日額定額支払方式に参加する前後で病院の診療が効率化

するか否か，について統計的に検証することを目的としている．われわれの仮説は，DPC に基づいた支払制度に参加した病院は，制度下での経験年数が長くなるほどに効率的な資源配分を達成する，というものである．DPC による支払いでは日額定額や病院係数など，出来高支払いのときと異なり，資源利用の効率化が求められる．また DPC データの利用に習熟することによっても，マネジメントの向上を通じて病院内での資源配分の効率性が高まる可能性がある．われわれはこの点を検証するために，入院医療提供時の資源配分に関する幾つかの指標を取り上げ，その指標を被説明変数とする統計的分析を行った．疾病の違いにより使用される資源量が異なる可能性があることから，DPC データから特定の疾病の患者を抽出し疾病特異的な分析を行った．また手術の有無や採用される術式は医学的な適用により判断され，その術式が資源使用量を大きく規定することから，この点も考慮した推定を行った．

われわれが得た結果は，DPC 経験年数が経過するほどその入院医療提供時における資源配分の効率性が高まるというものであった．その意義と限界については，最終節で議論する．次節においては分析の枠組みを示し，第 3 節では使用するデータの説明，第 4 節において推定結果について述べる．

2. 分析モデル

本章では，入院医療提供時における資源使用量を被説明変数とした推定を行う．今，資源使用量を Y_i^k とおく．i は病院を，k は疾病の種類を示すインデックスである．入院医療提供時における資源使用量は病院や疾病によって異なるだけでなく，その他のさまざまな要因 (W_i^k) によって影響を受ける．W_i^k はベクトルであり，j 個の要因があるとすれば，$W_i^k = (W_{i1}^k, ... W_{ij}^k)$ となる．W_i^k として，たとえば，病院の経営主体の種別や，治療を受ける患者の臨床状態などが考えられる．したがって，推定式は，

$$Y_i^k = f(W_i^k; Z_i^k, I_i^k) + \nu_i \qquad (1)$$

となる．ここで，Z_i^k は疾病 k の治療に使用される技術である．治療技術，特に外科手術の種類は資源使用量を大きく規定する要素である．現に米国で採用

されているDRGでは，手術の有無とその種類が分類のキーとなっている．しかし，どのような技術Z_i^kが選択されるかは患者属性をはじめとするW_i^kによって内生的に決定されると考えられる．推定にあたってはこの内生性を踏まえる必要がある．さらに技術進歩も治療技術の選択に大きな影響を与える．

そこで本章では，医療資源の使用量に影響を与える治療選択の内生性を調整するとともに，技術進歩の影響も考慮に入れるため，特定の外科手術に着目し，近年技術進歩が著しい腹腔鏡下手術に焦点を当てることとした．腹腔鏡下手術は，従来の開腹手術と比較して患者の予後負担が少ない反面，手術の難易度や医療コストが高い．またその実施率は施設や疾病によって異なり，患者の特性によってもばらつきが見られる（詳細については本章第3節参照）．仮に，DPCに基づく支払いへの参加と，当該医療技術の普及が時期的に重複していた場合，DPC導入による資源使用量に対する純粋な効果を識別するためには，腹腔鏡下手術などのハイテクかつ高コストな治療選択がなされたかどうかをまず調整する必要がある．従来の開腹手術に加えて，腹腔鏡下の術式が定式化しつつある疾患として，「胃の悪性腫瘍(60020)」，「虫垂炎(60150)」，「胆嚢疾患(60330)」，「そけいヘルニア(60160)」（括弧内はDPCの病名コード）を分析対象の候補として選択した．

上記のモデルで注目すべきは医療機関が持つマネジメントの効果I_i^kである．I_i^kは，具体的には各医療施設のDPC制度への参加時期と個々の患者の入院日から算出された「当該病院のDPCシステム下における経験年数」のダミー変数となる．DPCシステムに参入することで，入院日数短縮化・資源利用の効率化を図るインセンティブが働き，さらにDPCデータを用いたマネジメントのノウハウが蓄積されると考えられる．技術進歩や患者特性，施設特性など他の要因をコントロールした上でも，DPC導入からの年数により資源使用量に違いがあるか否か，が本章における関心の対象である．

池田・小林(2007)，縄田ら(2008)，縄田・川渕(2009)などの先行研究では，DPC制度への参入前後で資源利用量の変化を検討している．本研究では2つの理由から導入後の経験年数の違いによる資源利用量への影響を検討している．第1の理由は，導入前後の比較だけでは技術進歩の影響や経験の蓄積効果を分離して見ることができないからである．したがって，ここでは，複数年度のパネル

データを用いることで，こうした効果の分離を試みた．いま1つの理由は，パネルデータを作成する際，DPC 開始前のデータを同一病院について得ることができない施設が含まれていたため，DPC の効果を導入前後で直接比較することができなかったからである．この点については第5節でも再度議論することとしたい．

本章で用いる入院医療提供時の資源使用量の指標は，入院日数と，入院医療費のうち日額定額の包括部分，及び包括外部分の3つである．包括医療費，及び包括外医療費は，いずれも出来高換算額を用いており，実際の請求点数ではない．DPC のもとでは施設ごとに病院係数を掛け合わせるため，請求点数そのものは施設ごとの資源利用量の比較には向いていない．一方出来高換算額は，診療点数を「参照価格」と見なせば資源利用量を施設間で比較する指標として用いることは容認できると考えた．なお厳密には点数改定の影響を受けているが，年次ダミーを別途投入することでその影響は吸収することができる．入院日数についても，1ベッドを占有する期間を示すことから資源使用量の指標として是認されるであろう．

具体的な推定の手続きは次のとおりである．2段階推定法によるトリートメント効果モデル(Treatment-effects model)を用いる(Maddala, 1983)[2)]．第1段階では，治療選択について次のようなプロビット推定を行う．

$$Z_i^{k*} = \gamma' V_i + u_i \text{ where } Z_i^{k*} = \begin{cases} 1, \text{if} Z_i^{k*} \geq 0 (-u_i \leq \gamma' V_i) \\ 0, \text{if} Z_i^{k*} < 0 (-u_i > \gamma' V_i) \end{cases}$$

$$k = 1, ..., 4 \qquad (2)$$

推定式(2)では，第 k 番目の疾病について，患者を腹腔鏡下手術の実施グループと非実施グループとに無作為に振り分けない限り，真の Z_i^k は観察することはできない．したがって，実際の被説明変数は，第 i 番目の患者が腹腔鏡下手術を受けた場合を「1」，受けなかった場合を「0」とする2項変数である．説明変数 V_i は，患者属性(性別，年齢，併存症(Charlson index))，入院経路(他院よりの紹介，自院の外来からの入院，救急車による搬送)，医療施設属性(経営主体，「年間の入院患者数がサンプル中の医療施設の中央値以上」の high-volume 病院，「年間

の腹腔鏡下手術実施数がサンプル中の医療施設の中央値以上」の high-tech 病院，DPC 導入からの年数(DPC 経験年数)ダミー，DPC 病院種別)，調査年ダミー，医療施設の所在地(県ダミー)といった，腹腔鏡下手術治療の選択に影響があると想定される変数群を示している[3]．γ は推定するパラメータ，u_i は誤差項である．腹腔鏡下手術実施の確率推定式への，医療施設属性，調査年，及び県ダミー変数の投入は，医療施設間，調査年，そして，地域における技術普及の差異を調整するためである．

ここで推定上問題となるのが，DPC データは観察データであり，腹腔鏡下手術実施の有無にはセレクション・バイアスが伴うという点である．したがって，ここでは，患者を疑似的にランダマイズするため，操作変数(Instrumental Variable(以下，「IV」と略する))として患者の入院曜日を用い，説明変数として投入することとした．入院が平日(さらには，平日の何曜日)であるか週末・祝日であるかは，医療スタッフの在・不在を含め当該医療施設における患者の受入態勢と関わっているため，治療選択に影響すると考えられる[4]．他方，入院の曜日が，入院日数，医療費，あるいは，死亡率や再入院率などのアウトカムと独立であるならば，治療効果を測定するための IV として妥当である．Dobkin (2003)では，予定入院を分析サンプルに含めることによって，入院のタイミング自体が内生化する可能性があることに着目し，入院日がほぼ外生であると考えられる緊急入院のみに限定した分析を行っている．Schwierz et al. (2009)でも緊急入院のみを対象として，入院のタイミングと院内死亡率との相関について分析を行っている．入院の曜日を IV として用いることの妥当性についてはいまだ実証的な結論は得られていないが，本章では，先行研究に従い，入院曜日と外生的であると考えられる緊急入院の患者のみに限定して分析を行うこととした．その結果，発症が急性でかつ観察数を十分確保できる疾患として，先述の4疾患のうち，虫垂炎に限定して以下分析を行うこととした．

次いで第2段階では，推定式(3)の最小2乗法による推定を行う[5]．

$$Y_i^k = \alpha' X_i + \beta' Z_i^{k*} + \varepsilon_i \text{ where } (u_i, \varepsilon_i) \sim \text{bivariate normal}(0, 0, 1, S_\varepsilon^2, p)$$
$$k = 1, \ldots, 4 \tag{3}$$

(3)は，第 k 番目の疾病に対する第 i 番目の患者の入院日数と医療資源量(包

括外・包括対象の出来高換算点数)6)を示している．推定式(3)において，説明変数 X_i^k は，患者属性，入院経路，医療施設属性，調査年ダミー，医療施設の所在地(県ダミー)である．上述のように，本章では予定入院や計画入院を除く「緊急」入院患者のみを対象とするが，実際の現場では予定(計画)入院の枠がいっぱいであるために，「緊急」入院の枠で腹腔鏡下手術を実施したものも含まれている可能性がある．そうしたサンプルを調整するため，第2段階の説明変数として，腹腔鏡下手術が入院より24時間以内，または，24-48時間以内に実施されたかどうかを示すダミー変数を投入した．α と β は推定するパラメータ，ε_i は誤差項である．仮に，ρ が正(負)だとするならば，単純な線形推定による治療効果分析には上方(下方)バイアスがかかっていることになる．

以下，本章で焦点を当てる主要な点は，トリートメント効果モデルにより，腹腔鏡下手術の実施確率を同時推定し，ハイテク治療の実施，経営主体などの医療施設属性を考慮したうえでDPCの経験年数が，入院日数短縮や医療費削減といったマネジメントの効率化による結果に対しどの程度寄与するかを検証することにある．なお，効率性を検討するには，入院日数の短縮や資源利用量の削減だけでなく，院内死亡率や再入院率など患者のアウトカムが悪化していないことを確認する必要がある．本章でも，院内死亡率を被説明変数とする推計を行ったが，DPCデータでは疾病の重篤度に関する情報が当該疾患では限られていたため十分な調整ができないこと，またそもそも虫垂炎による死亡率が著しく低いことから，有意な結果は得られなかった．

3. データとその特性

本章では，平成19-21年度DPC研究班調査事業に参加し，データを提供している約936病院のデータベースを用いた．まず，疾病コードに基づき，「虫垂炎」の患者を抽出した．さらに，前節で述べたように，入院日の外生性を確保するため，「予定入院」の患者，及び，入院中の主な診療目的が「診断・検査」，「教育入院」，「計画入院」である患者，さらに，転科した患者を分析対象から除外した．結果，分析対象として抽出されたサンプル数は，平成16年から平成20年総計で3万1146人であった．

表 8-1 虫垂炎(60150)に対する腹腔鏡下手術実施別の入院日数,包括外・包括対象点数(出来高換算)(平成 16-20 年総計)[1]

入院日数,包括外・包括対象点数	総計 N=31,146	腹腔鏡下手術		平均値の差異の検定[2]	
		実施 N=2,035	実施なし N=29,111	(1)腹腔鏡下手術実施の有無による平均値の差異検定	(2)操作変数(入院曜日)による平均値の差異検定
		平均値(標準偏差)			
入院日数	7.511 (5.612)	6.772 (4.161)	7.562 (5.696)	a/	
包括外対象点数	284,818 (171,037)	436,048 (114,164)	274,251 (169,345)	a/	
包括対象点数	125,631 (94,058)	169,201 (64,892)	122,586 (95,022)	a/	

注1) 病名は DPC06 から虫垂炎(60150)を抽出.腹腔鏡下手術の該当手術コードは,腹腔鏡虫垂切除(K718-2$).
注2) 腹腔鏡下手術による平均値は上記に示す通り.操作変数(入院曜日)による平均値はここでは提示しないが,筆者らによる提供が可能.a/ b/ c/はそれぞれの平均値の差を F 値により検定した結果で,1%,5%,10% 水準で有意であることを示す.
出所) DPC 対象病院のうち平成 19-21 年度厚生労働科学研究費補助金(政策科学推進研究事業)「包括支払い方式が医療経済および医療提供体制に及ぼす影響に関する研究」(主任研究者 松田晋哉産業医科大学公衆衛生学教室教授)にデータを提供している約 936 病院のデータベースに基づき,筆者らが推計を行った.

また,同時期における腹腔鏡下虫垂切除手術(K718-2)の実施率は,2035 人(6.5%;3 万 1146 人中)であった.参考までに,「胃の悪性腫瘍」に関しては,腹腔鏡下胃局所切除術(K654-3),腹腔鏡下胃切除術(K655-22),腹腔鏡下胃全摘術(K657-22)の 3 つを総計し,57 人(0.4%;1 万 3187 人中),「胆囊疾患」では,腹腔鏡下胆囊摘出術(K672-2)が 737 人(28.1%;2626 人中),「そけいヘルニア」では,腹腔鏡下そけいヘルニア手術(K634)が 2578 人(82.1%;3140 人中)であった.したがって,これら 4 疾病の中で,腹腔鏡下手術が最も一般化しているのは「そけいヘルニア」であった.他方,「虫垂炎」と「胃の悪性腫瘍」では,その実施率は極めて低いことがわかる.

表 8-1 から表 8-3 はそれぞれ,腹腔鏡下手術実施別の,「入院日数,包括外・包括対象出来高換算点数」,「患者属性」,「入院経路,治療,医療施設の属性」の基本統計量を示している.また,各表において,入院曜日が IV として有効に機能するかどうかを検証するため,腹腔鏡下手術の実施の有無による平均値の違いと,入院の曜日による平均値の差をそれぞれ F 値により検定した.

まず,表 8-1 をみると,入院日数については,実施群が約 6.8 日であるのに対して非実施群が約 7.6 日と長い.一方,腹腔鏡下手術の実施群の方が非実施群に比較して医療費が有意に高いことがわかる.なお,腹腔鏡下手術実施の有

表 8-2 虫垂炎 (60150) に対する腹腔鏡下手術実施別の患者属性
(平成 16-20 年総計)[1]

個人属性	総計 N=31,146	腹腔鏡下手術		平均値の差異の検定[2]	
		実施 N=2,035	実施なし N=29,111	(1)腹腔鏡下手術実施の有無による平均値の差異検定	(2)操作変数(入院曜日)による平均値
		平均値 (標準偏差)			
女　性	0.444 (0.497)	0.433 (0.496)	0.445 (0.497)		
年　齢	33.495 (20.851)	31.841 (19.069)	33.610 (20.965)	a/	a/
Charlson Index (0-9)	0.120 (0.483)	0.070 (0.321)	0.123 (0.492)	a/	
消化器の悪性新生物	0.016 (0.124)	0.007 (0.086)	0.016 (0.126)	a/	
良性新生物	0.006 (0.078)	0.006 (0.080)	0.006 (0.078)		
糖尿病	0.015 (0.121)	0.015 (0.121)	0.015 (0.121)		
高血圧性疾患	0.025 (0.155)	0.014 (0.119)	0.026 (0.158)	a/	
虚血性心疾患	0.008 (0.090)	0.003 (0.059)	0.009 (0.092)	b/	
脳血管疾患	0.005 (0.073)	0.001 (0.031)	0.006 (0.075)	a/	
食道, 胃及び十二指腸の疾患	0.030 (0.171)	0.022 (0.147)	0.031 (0.172)	b/	

出所) 注 1), 注 2) は表 8-1 を参照のこと.

無に対して, いずれの変数も入院の曜日による平均値の差が有意ではなく, このことは, 本章のサンプルにおいて, 入院のタイミングが IV として有効に機能する可能性があることを示唆している.

表 8-2 は, 患者の個人属性を示している. 年齢と患者の併存症を要約する Charlson Comorbidity Index を見ると, 腹腔鏡下手術の実施群の方が非実施群に比較して若く, 併存症も少ないことがわかる. しかし入院の曜日による平均値は年齢を除けば患者属性についても概ねバランスしており, 擬似的にランダマイズできることがわかる.

最後に, 表 8-3 は, 入院経路, 治療, 医療施設の属性を示している. まず, 治療の選択と入院経路に関しては, あきらかに入院の曜日との間に有意な相関が認められる. これは前節で論じたように, 入院のタイミングは医療施設の受入態勢と関係があるためであると考えられる. 医療施設の属性も入院の曜日と

表 8-3 虫垂炎(60150)に対する腹腔鏡下手術実施別の治療, 入院経路, 医療施設の属性
(平成 16-20 年総計)[1]

治療・医療施設の属性	腹腔鏡下手術 総計 N=31,146 平均値（標準偏差）	腹腔鏡下手術 実施 N=2,035	腹腔鏡下手術 実施なし N=29,111	平均値の差異の検定[2] (1)腹腔鏡下手術実施の有無による平均値の差異検定	平均値の差異の検定[2] (2)操作変数（入院曜日）による平均値の差異検定
入院経路					
他院よりの紹介	0.439 (0.496)	0.430 (0.495)	0.440 (0.496)		a/
自院の外来からの入院	0.439 (0.496)	0.425 (0.494)	0.440 (0.496)		a/
救急車による搬送	0.098 (0.297)	0.119 (0.324)	0.096 (0.295)	a/	a/
治療					
腹腔鏡下手術	0.065 (0.247)	1.000 (0.000)	0.000 (0.000)		c/
腹腔鏡下手術が入院より 24 時間以内	0.063 (0.242)	0.960 (0.197)	0.000 (0.000)	a/	a/
腹腔鏡下手術が入院より 24 時間以上 48 時間以内	0.001 (0.037)	0.021 (0.142)	0.000 (0.000)	a/	a/
医療施設の属性					
経営主体 1[3]	0.068 (0.252)	0.026 (0.159)	0.071 (0.257)	a/	
経営主体 2[3]	0.221 (0.415)	0.107 (0.309)	0.229 (0.420)	a/	
経営主体 3[3]	0.228 (0.419)	0.389 (0.488)	0.216 (0.412)	a/	
経営主体 4[3]	0.237 (0.425)	0.246 (0.431)	0.237 (0.425)		a/
経営主体 5[3]	0.246 (0.431)	0.232 (0.422)	0.247 (0.432)		
当該疾病コードの患者数＞中央値の医療施設	0.815 (0.388)	0.853 (0.355)	0.813 (0.390)	a/	a/
腹腔鏡下手術＞中央値の医療施設	0.251 (0.434)	1.000 (0.000)	0.199 (0.399)	a/	
DPC導入からの年数が3年を超える医療機関[4]	0.163 (0.370)	0.172 (0.378)	0.163 (0.369)		a/
DPC導入からの年数が2-3年未満の医療機関[4]	0.189 (0.391)	0.084 (0.278)	0.196 (0.397)	a/	a/
DPC導入からの年数が1-2年未満の医療機関[4]	0.249 (0.432)	0.356 (0.479)	0.241 (0.428)	a/	
DPC導入からの年数が1年以下の医療機関[4]	0.399 (0.490)	0.387 (0.487)	0.400 (0.490)		a/

出所, 注1), 注2) は表 8-1 を参照のこと.

注3) 経営主体1は, 国立病院機構・国立大学病院法人・独立行政法人労働者健康福祉機構・ナショナルセンター・国・郵政公社. 経営主体2は, 公立大学法人・市町村・地方独立行政法人・都道府県. 経営主体3は, 医療法人. 経営主体4は, その他法人・医療生協・会社・学校法人・公益法人・社会福祉法人. 経営主体5は, 恩賜財団済生会・厚生農業協同組合連合会・日本赤十字社・北海道社会事業協会・共済組合連合会・厚生年金事業振興団・国民健康保険団体連合会・船員保険会・全国社会保険協会連合会・個人を含む.

注4) DPC導入からの年数が1年以下を reference 変数とする.

の有意な相関がみられる.「年間の腹腔鏡下手術実施数がサンプル中の医療施設の中央値以上」の high-tech 病院では腹腔鏡下手術の実施率が有意に高い. 一方, 経験年数の比較的短い医療施設の比率が有意に高いことがわかる.

4. 推定結果

　紙幅の制約上, ここでは被説明変数を腹腔鏡下手術治療の選択とする推定式(2)の結果は掲載しないが, 要約すると次のような結果が得られた. まず IV である入院曜日について, 週末・祝日に比較して, 平日の方が腹腔鏡下手術の実施率が高かった. 個人属性として興味深いのは, 年齢が高いほど腹腔鏡下手術の実施確率が増加していた点である. これは, 表8-2の基本統計から得られた結果とは異なる. 諸属性を調整した場合, 高齢者に負担がかからないような施術が選択されていた結果と解釈できよう. 次に, 医療施設属性に関して, high-volume 病院・high-tech 病院は実施率を引き上げる傾向にあった. また経営主体が実施率に有意に作用しており, 経営主体3の医療法人と比較すると, 他の経営主体では実施率が低くなっていた. とりわけ, 経営主体1や経営主体2といった国や地方自治体が経営する公立の医療施設における実施率が低い傾向にあった. 最後に, DPC の経験年数については年数が短い病院で実施率が高い傾向が観察された.

　表8-4と表8-5は, 推定式(3)における主要な推定結果を示している. まず, 表8-4は, 個人属性と入院経路が入院日数と医療費に与える効果を示している. 入院経路に着目していくつかの傾向を拾い上げてみると, 他院よりの紹介がある方が, 入院日数が長く, 包括対象・包括外双方の資源利用量も多い傾向にあることがわかる. 自院の外来からの入院は, 入院日数・包括外点数については同様の傾向がみられたが, 包括対象点数については逆に少ない傾向が見られた. これは自院外来からの入院の場合, 一部の検査や処置を外来で行っている可能性があると推察される. 救急車による搬送についても, 長い入院日数, 多い資源利用量との関連が見られた.

　次に, 表8-5は, 腹腔鏡下手術選択と医療施設属性の効果を示している. 第1に, IV 推定法によれば腹腔鏡下手術の実施は入院日数を約2.3日引き延ばし

表 8-4 患者属性と入院経路の入院日数，包括外・包括対象点数に対する効果
(Treatment Regression の第2段階 OLS 推計)[1]

	入院日数 係数 (標準誤差)		包括外対象点数 (出来高換算) 係数 (標準誤差)		包括対象点数[2] (出来高換算) 係数 (標準誤差)	
患者属性						
女　性	-0.419 (0.059)	a/	-18,621 (1,764)	a/	-9,385 (1,009)	a/
年　齢	-0.036 (0.006)	a/	-1,943 (168)	a/	388 (96)	a/
年齢の2乗	0.001 (0.0001)	a/	47 (2)	a/	7 (1)	a/
入院経路						
他院よりの紹介	0.475 (0.061)	a/	21,117 (1,824)	a/	2,257 (1,041)	b/
自院の外来からの入院	0.237 (0.061)	a/	3,797 (1,842)	b/	-3,032 (1,051)	a/
救急車による搬送	0.861 (0.099)	a/	34,999 (2,977)	a/	15,064 (1,703)	a/

注1) すべての回帰分析は, Charlson Comorbidity Index, DPC 病院種別(平成15年DPC病院, 平成16年支払病院, 平成18年新規支払病院, 平成18年DPC準備病院, 平成19年DPC準備病院), 年, 県それぞれのダミー変数による調整済み. 定数項, lamda, Wald chi squre は表8-5を参照のこと.
注2) a/ b/ c/ はそれぞれの係数が, 1%, 5%, 10% 水準で有意であることを示す.

ていた．さらに，包括外対象点数については，腹腔鏡下手術の実施が17万4293点引き上げる傾向にあり有意であった．前節で述べたように，手術に空きができたために「緊急」の枠で腹腔鏡下手術を受けることになった患者を調整するため，入院から24時間以内と24-48時間以内の実施ダミーを投入したが，これらの係数に関しては，入院日数，医療費(包括対象点数)ともに有意にマイナスであった．この結果は，サンプルに「予定」入院患者を含めることで，結果に上方バイアスがかかる可能性があることを示唆している．経営主体による入院日数の差は，医療法人と比較するとすべての経営主体において入院日数が長く，医療法人と比較すると経営主体4と5において包括外対象点数(出来高換算)が高かった．一方包括対象点数(出来高換算)については，医療法人が最も低く，入院日数の短さとも一致していた．

　以上の患者属性，入院経路，治療選択，経営主体や病院の機能などを調整した上で，最後に，DPC 導入からの経験年数の効果をみると，DPC 経験年数が

表 8-5 腹腔鏡下施術実施と医療施設属性の入院日数，包括外・包括対象点数に対する効果（Treatment Regression の第 2 段階 OLS 推計）[1]

	入院日数 係数（標準誤差）	包括外対象点数[2]（出来高換算）係数（標準誤差）	包括対象点数（出来高換算）係数（標準誤差）
治療			
参考値：腹腔鏡下手術（OLS）	3.592 a/ (0.811)	220,232 a/ (24,363)	96,359 a/ (13,928)
腹腔鏡下手術	2.339 b/ (0.921)	174,293 a/ (27,684)	64,399 a/ (15,810)
腹腔鏡下手術が入院より24 時間以内	-3.951 a/ (0.811)	-28,936 (24,302)	-44,249 a/ (13,822)
腹腔鏡下手術が入院より24 時間以上 48 時間以内	-1.414 (1.120)	-922 (33,562)	-38,012 b/ (19,095)
医療施設の属性			
経営主体 1[3]	0.262 c/ (0.147)	5,699 (4,424)	-7,562 a/ (2,500)
経営主体 2[3]	0.188 c/ (0.101)	3,494 (3,035)	-2,909 c/ (1,713)
経営主体 4[3]	0.177 c/ (0.104)	7,157 b/ (3,121)	-4,866 a/ (1,754)
経営主体 5[3]	0.184 b/ (0.093)	6,982 b/ (2,802)	-6,037 a/ (1,560)
当該疾病コードの患者数＞中央値の医療施設	-0.962 (0.975)	-64 (29,302)	-9,744 (16,748)
腹腔鏡下手術＞中央値の医療施設	-0.394 (0.604)	-22,098 (18,149)	-5,521 (10,397)
DPC 導入からの年数が 3 年を超える医療機関[4]	-0.861 c/ (0.446)	-43,983 a/ (13,411)	-4,870 (7,673)
DPC 導入からの年数が 2-3 年未満の医療機関[4]	-0.221 (0.232)	-21,430 a/ (6,963)	-3,241 (3,983)
DPC 導入からの年数が 1-2 年未満の医療機関[4]	-0.356 b/ (0.141)	-19,015 a/ (4,250)	-3,500 (2,431)
定数項	5.994 a/ (1.054)	162,867 a/ (31,670)	115,331 a/ (17,884)
lamda	0.735 a/ (0.264)	26,738 a/ (7,937)	18,757 a/ (4,621)
Wald chi square	7,513.66	6,539.17	5,160.41

注 1） すべての回帰分析は，Charlson Comorbidity Index，副疾患，DPC 病院種別（平成 15 年 DPC 病院，平成 16 年支払病院，平成 18 年新規支払病院，平成 18 年 DPC 準備病院，平成 19 年 DPC 準備病院），年，県それぞれのダミー変数による調整済み．さらに，各医療施設間での技術普及率の差異や調査年ごとの固定効果を調整するため，医療施設属性と調査年ダミーとの交差項を回帰分析に投入した．交差項についての結果は，筆者らによる提供が可能．
注 2） a/b/c/はそれぞれの係数が，1％，5％，10％ 水準で有意であることを示す．
注 3） 経営主体 3（医療法人）を reference 変数とする．
注 4） DPC 導入からの年数が 1 年以下を reference 変数とする．

入院日数ならびに包括対象外点数と関連を有していることが明らかになった．3年を超える施設では約0.9日，1-2年未満では約0.4日，新規導入施設に比べ有意に入院日数が短い．また包括対象外点数に対する効果については，3年を超える施設では4万3983点，2-3年未満では2万1430点，1-2年未満では1万9015点と，新規参入者に比べ，経験年数に比例して資源利用量が少なくなっていた．包括対象点数については，入院日数に対するマイナス効果の影響を受けて，新規参入者に比較すると経験年数が長いほど低くなる傾向にあった．

最後に，lambdaに着目すると入院日数，包括対象外，ならびに包括対象点数で有意に正であった．この結果は，腹腔鏡下手術の選択によるセレクション・バイアスの影響が大きく，単純線形回帰を用いた場合では，治療効果分析には上方バイアスがかかっていることを示している．したがって，参考値として掲載したOLSの結果に比して，IV推定法による結果が下方に修正されていることがわかる．

5. 考　察

本章では，DPC研究班調査事業の参加病院から提供を受けた請求データを用いて，DPCを導入したことによるマネジメント効率化の効果について統計的に検証した．入院日数，包括点数，包括外点数を投入される資源量の指標とし，虫垂炎を対象に分析を行い，次の結果を得た．

1) 腹腔鏡下手術の選択についての内生性を踏まえた推定を行った結果，腹腔鏡下手術の選択による入院日数の若干の延伸，包括対象外医療費の増加が認められた．腹腔鏡下手術の実施が医療費を引き上げるという結果については概ね先行研究と一致した見解が得られている．しかし，入院日数と患者のアウトカムについては，腹腔鏡下手術の選択が有意に入院日数を短縮し，患者のアウトカムを改善する場合もあれば(Weller and Rosati, 2008; Adachi *et al.*, 2001; Sporn *et al.*, 2009; Kuhry *et al.*, 2007)，治療選択による差がない場合もあり(Varela *et al.*, 2006; Kuwabara *et al.*, 2008; Muller-Riemenschneider *et al.*, 2007)，結果は必ずしも頑強ではない．今回の分析において入院日数の若干の延伸を観察したのは，第1段階の推定結果から部分的に説明されるかもしれない．すなわち，

2)第1段階の術式選択に関する推定では,腹腔鏡下手術は年齢が高いほど実施確率が増加していた.このため,腹腔鏡下手術を選択する患者は,他の条件を一定とすれば,相対的に高齢者が多く,若年層よりは入院日数が若干長くなっているという可能性は否定できない.

3)これらの諸条件を最大限コントロールしたうえで,DPC 経験年数の効果を観察したところ,DPC 経験年数が短いほど入院日数が長く,包括対象外点数も高い傾向が見られた.日額定額支払い制度のもと経営効率化へのインセンティブが働き,DPC データを病院経営において活用しているのであれば,DPC の経験が蓄積されるほど病院内での効率的な資源配分が達成される可能性がある.われわれの得たこの推定結果は,こうした仮説を支持する結果である.

この結果の意義は経済学の観点からは意外と重要である.現状,さまざまな DPC に関連する書籍が刊行されている.このため,DPC 病院として経験した蓄積は公表されているものも多いことになる.しかしながら,経験年数が長いほど効率性が高まるという推定結果は,これらの公表されている(ないしは spillover している)情報を利用するだけでなく実際に DPC 病院として活動することにより達成される効率性の改善余地の存在を意味しているかもしれない.実際に DPC 病院として自院が活動するという「経験による学習」により,効率性が改善する可能性である.もしこの効果が大きい場合,全ての病院で DPC やそれに類するデータ管理,そして,それによるマネジメントを実際に実施することが,医療セクター全体としての効率性改善につなげるうえで必要かもしれない.

もっとも,より厳密には,DPC 病院として参加する時点で効率性は改善している可能性を考慮しなければならない.DPC 病院として参加するまでの効率性改善の大きさはその後の DPC 病院としての「経験による学習」効果のそれを凌駕するかもしれない.どちらが大きいかによって,「経験による学習」の相対的な意義は変化する.この点は非常に興味深い点ではある.また,もし DPC 病院として参加するまでの効率性改善手法の情報が容易にコピー可能であれば,個別の病院が「経験による学習」により達成する効率性改善と比較してより大きな効率性改善が容易に達成可能かもしれない.

データの制約によりこれらの点の検証は将来の課題とせざるを得ない.しか

しながら，DPCという有為なデータベースに対する投資から引き出せる有益な情報は数多く埋蔵されていると考えられる．DPCデータをさまざまな観点から分析することにより投資の果実をより多く得ることが今後とも継続されるべきであろう．

最後に本章の限界として，データの制約から，DPC制度への準備段階でのデータが一部の病院，特に初期に参入していた病院からは得られなかった点があげられる．また今回選択したIVの性質上，救急性の強い疾患として虫垂炎を選択したが，他に腹部外科で内視鏡手術が使われている「そけいヘルニア」や「胆嚢疾患」で，同様の推計を試みたところ，結果が不安定であった．よい操作変数をどのように求めるかは，DPCデータをはじめ大規模観察データの分析を今後展開していくうえで大きな課題となる．平成22年度からは患者住所地の郵便番号が含まれており，地理情報を用いたIVが今後入手可能となることに期待したい．最後に効率性を論じるうえで，診療のアウトカムとして資源利用だけではなく，実際の臨床的アウトカムを検討する必要があるが，DPCデータでは現状で退院時転帰のみが入手可能である．外科手術の場合，多くは死亡率が極めて低いことから，機能や合併症などの臨床的アウトカムについて，なんらかの補足的データを入手することができれば効率性の検討はより精緻なものとなる．この点については外科領域で進んでいる症例レジストリーとDPCデータのリンケージなどが可能となることを期待したい．

1) 松田(2005)の第1章を参照のこと．
2) Maximum likelihood推定法による結果も同様であった．ここでは提示しないが，筆者らによる提供が可能である．
3) 経営主体については以下の通り．経営主体1：国立病院機構・国立大学病院法人・独立行政法人労働者健康福祉機構・ナショナルセンター・国・郵政公社．経営主体2：公立大学法人・市町村・地方独立行政法人・都道府県．経営主体3：医療法人．経営主体4：その他法人・医療生協・会社・学校法人・公益法人・社会福祉法人．経営主体5：恩賜財団済生会・厚生農業協同組合連合会・日本赤十字社・北海道社会事業協会・共済組合連合会・厚生年金事業振興団・国民健康保険団体連合会・船員保険会・全国社会保険協会連合会・個人とする．DPC導入からの年数(経験年数)は，DPC病院種別(DPC対象病院，平成16年支払参加病院，平成18年新規支払病院，平成18年DPC準備病院，平成19年DPC準備病院)から得られる導入のタイミングと個々の患者の入院日から算出する．ここでは，経験年数による段

階的な効果を観察するため,DPC 導入からの年数が1年以下の医療機関,1-2年未満の医療機関,2-3年未満の医療機関,3年を超える医療機関の4つのダミー変数を作成し回帰分析に投入した.
4) 曜日の他にも,入院のタイミングとアウトカムとの関連性についての研究としては,入院の時間(日中であるか夜間であるか)に着目し,小児 ICU の治療と院内死亡率との相関を分析した Arias et al.(2004)等がある.
5) トリートメント効果モデルでは,この仮定の下でのみ,治療効果を示す係数 β の一致性が満たされるという制約的なモデルであることに注意する必要がある.
6) ただし,平成18年と平成19年 DPC 準備病院については,包括・包括外対象点数は識別できなかった.したがって,包括該当項目の出来高換算点数によって算出した.

引用文献

Adachi Y, Shiraishi N, Ikebe K, Aramaki M, Bandoh T, Kitano S: Evaluation of the cost for laparoscopic-assisted Billroth I gastrectomy. Surgical Endoscopy 15(9): 932-936, 2001

Arias Y, Taylor DS, Marcin JP: Association between evening admissions and higher mortality rates in the pediatric intensive care unit. Pediatrics 113(6): 530-534, 2004

Dobkin C: Hospital staffing and impatient mortality. US Santa Cruz Unpublished Working Paper, 2003

伏見清秀編著:DPC データ活用ブック第2版.じほう,東京,2008

橋本英樹・堀口裕正・康永秀生・松田晋哉:DPC データを用いた病院評価――虚血性心疾患診療における技術革新の影響.日本医療・病院管理学会誌 45(suppl):190, 2008

池田俊也・小林美亜:DPC 導入による診療内容の変化について.医療と社会 17(2):167-180, 2007

Kuhry E, van Veen RN, Langeveld HR, Steyerberg EW, Jeekel J, Bonjer HJ: Open or endoscopic total extraperitoneal inguinal hernia repair? A systematic review. Surgical Endoscopy 21(2): 161-166, 2007

Kuwabara K, Imanaka Y, Matsuda S, Fushimi K, Hashimoto H, Ishikawa KB, Horiguchi H, Hayashida K, Fujimori K: Cost of open versus laparoscopic appendectomy. Clinica Terapeutica 159(3): 155-163, 2008

Maddala GS: Limited-Dependent and Qualitative Variables in Econometrics. Cambridge University Press, Cambridge UK, 1983

松田晋哉:基礎から読み解く DPC――正しい理解と実践のために.医学書院,東京,2005

Muller-Riemenschneider F, Roll S, Friedrich M, Zieren J, Reinhold T, von der Schulenburg JM, Greiner W, Willich SN: Medical effectiveness and safety of conventional compared to laparoscopic incisional hernia repair: A systematic review. Surgical Endoscopy 21(12): 2127-2136, 2007

縄田和満・井伊雅子・外山比南子・高橋泰：白内障手術における DPC による包括支払制度の評価．医療と社会 18(2): 229-242, 2008

縄田和満・川渕孝一：白内障手術における DPC による包括支払制度の評価．2009 年度日本経済学会秋季大会報告論文, 2009

小田文子・伏見清秀：DPC 調査データを用いた新医療機器の普及要因の検討——薬剤溶出型ステントを対象として．日本医療・病院管理学会誌 46(suppl): 192, 2009

Schwierz C, Augurzky B, Wasem J: Does the quality of hospital treatment vary by days of the week? Ruhr Economic Papers no.105, Ruhr-Universitat Bochum (RUB), Germany, 2009

Sporn E, Petroski GF, Mancini GJ, Astudillo JA, Miedema BW, Thaler K: Laparoscopic appendectomy-is it worth the cost? Trend analysis in the US from 2000 to 2005. Journal of the American College of Surgeons 208(2): 179-185, 2009

Varela JE, Hiyashi M, Nguyen T, Sabio A, Wilson SE, Nguyen NT: Comparison of laparoscopic and open gastrectomy for gatric cancer. The American Journal of Surgery 192(6): 837-842, 2006

Weller WE and Rosati C: Comparing outcomes of laparoscopic versus open bariatric surgery. Annals of Surgery 248(1): 10-15, 2008

第9章　地域医療資源の分析

伏見清秀

1. はじめに

　地域保健医療計画の主要な目的は，適切な保健医療圏域の設定に基づく必要な医療提供体制の確保であり，第5次以降の新しい医療計画では，住民の受療行動や救急搬送の状況，地域特性，住民の年齢構成，疾病構造等を勘案した上で，具体的な評価指標と数値目標等を設定することが求められるとともに，疾患に応じて臨床経過に沿った医療提供体制の設計が望まれている(厚生労働省，2009)．

　これらの具体的な数値目標等の設定を医療計画に求める考えは画期的であり，非常に効果的であることが期待される．しかし一方，それらの具体的な目標の設定と評価の実施の基盤として，現状の医療提供体制の実態の客観的で正確な把握が必須となるが，従来まで，地域医療の実態を客観的に把握し，理解しやすい形で可視化する手法は十分検討されてきているとは言えない．その要因としては，患者調査等の統計データが充分に利活用されていなかったこと，これら統計調査の集計分析結果の表現が，適切に医療の実態を反映するものではなかったことなどが考えられる．旧来の地域の必要病床数の推計と医療圏の設定は，特に患者の病態に注目することなく，全疾患，急性期から慢性期まで一体としての統計データの分析に基づくものが中心であった．そのため，医療の実態とは大きくかけ離れ，医療の現場に必要とされる地域医療の実態を反映する情報を提供するには至っていなかった．

　このような背景の下，筆者は平成13年度から主に厚生(労働)科学研究として，疾病分類，在院日数，手術の有無等別の患者の病態に注目しながら，地域の疾病構造と医療圏間の患者移動等，地域医療の実態を可視化する方法に関する研究を進め，さらにそのような可視化された情報から地域の医療提供体制を

確保するための病態別医療圏の設定や，地域医療需要の推計に基づく地域医療資源の適正配分のあり方を検討してきた(伏見，2003；2005；2009)．

これらの研究は，特に医療の可視化のために，わが国で開発されたDPC分類を用いた分析を行っていることが特徴であり，DPCの臨床分類としての特性を地域医療の評価に反映させたものといえる(伏見，2006)．また，既存の患者調査等の統計データと急性期病院からのDPC研究班調査データを総合的に活用した分析となっていることも特徴である．

本章では，これらの研究の成果の一部から，DPCデータを用いた地域医療資源の空間的，量的配分のあり方に関する研究成果の概要を示す．

2. 分析手法

2.1 データソース

基本的なデータとして，目的外利用申請によって取得した平成17年の患者調査個票と医療施設調査個票をリンクして医療の需要側と提供側とを結びつけた上で，疾病分類としてのDPC分類コードをリンクした地域DPC患者データベースを構築した(伏見，2008)．このデータベースの集計軸として用意されたものは，基本的に二次医療圏を単位とする地域の軸，DPC分類別の疾病分類の軸，急性期と慢性期患者を分ける視点としての在院日数別の集計の軸，患者の居住地域の軸，医療設備機器等の医療資源の配置状況の軸等である．これらの集計軸に関する多次元的集計解析を探索的に進める研究手法をとった．

2.2 DPC分類

診断群分類は，患者を分類する仕組みの1つで，DPC分類は，平成9年に作成された日本版診断群分類を基に改良を加えて，平成14年にわが国で作成されたものである(松田，2008)．DPC分類のロジックは，病名と診療内容の組み合わせによって構築されている．具体的には，1つの「医療資源を最も投入した病名」に基づく傷病名分類によって基本的な分岐が構成され，その下位に主たる手術，処置，副傷病等の条件に基づく分岐が作られ，最終的に2400程度の分類として構築されている．この分類は調査データに基づいてほぼ2年ご

第9章 地域医療資源の分析　　　　151

とに修正が加えられてきている．

　診断群分類の基本的な考え方は，多彩な病態を持つ患者をある一定の条件で集約してグループ化することにより，統計的な分析を可能とするものである．患者の個別性，医療の不確実性等から病態と診療の組み合わせは多様性が非常に大きくなるため，一般的には統計的な分析が困難である．しかし，一定の条件で集約して1000から3000程度のグループにまとめることによって，集計・解析が容易となる．DPC分類では，この原理に基づいて入院医療の診療報酬の定額評価が導入されたのであるが，同じ原理を用いて医療の質・効率性の比較・評価に応用することも可能となっている．なお，今回の分析では516の傷病名基本分類を持つ平成18年度版DPC分類を用いた．

2.3　DPC分類の地域医療の評価への応用

　DPC分類は，先に述べたように様々な医療の評価に使用できる多機能の患者分類ツールであり，包括支払いはその1つの利用法に過ぎない．欧州等の諸外国では，既に医療機関単位の予算制の運用や傷病構造の補正に診断群分類が利用されている．診断群分類は，集団間の傷病構造，医療資源必要度の評価を可能にするツールであるので，わが国のように地域単位の政府主導で医療提供体制が計画，評価され，かつ皆保険体制をとっている場合は，特にその活用に適していると考えられる．また，わが国のDPC分類は，傷病名に基づく500程度の臨床分類を基盤としているため，臨床分類としての幅広い応用が可能であり，地域医療評価に非常に適していると考えられる．

　DPC分類を地域医療評価に用いる具体的なメリットを整理すると，以下の3点になると考えられる．

　(1) 臨床的な分類であり，500程度のわかりやすい傷病名分類から構成されていて，ほぼ診療分野あるいは臓器系統分類に相当する上位分類である主要診断群(Major Diagnostic Category, MDC)分類で体系化されている．そのため，医療の専門家ではない，行政担当者，地域住民その他多くの利害関係者の多くが，共通認識を持ち，情報を共有するための仕組みとして適しているとともに，診療分野単位での地域医療の評価に適している．

　(2) 急性期医療の主たる部分がDPC診断群分類を用いた包括評価によって

診療報酬が支払われ，かつこれらの医療に関する詳細な診療情報が利用可能となっている．そのため，わが国の急性期医療のDPC分類毎の在院日数，医療費，アウトカム等の標準値を容易に得ることができ，これらに基づくDPC分類を基準とした様々な医療評価指標を地域医療に応用できる．

(3) DPC分類を基準として平均在院日数，医療費をはじめとする標準的な医療資源必要量を疾病単位で集計・評価することができると捉えることができる．このような疾病単位の医療資源必要量と地域疾病構造を組み合わせることで，地域における病床数，ICU病床数，医師看護師等人的資源，CT・MRI等の高額機器，医療費等の地域で必要な医療資源量を客観的に推計することが可能であり，これらを地域医療資源の配分の指標として利用することができる．

2.4 分析の視点

以上のようなDPC分類体系の特性と患者調査個票データを基礎とする地域患者データベースを用いて，本研究では，病態別の空間的患者受療行動の可視化とそれに基づく医療機関機能集約などの地域医療資源配分のあり方の検討，およびDPC傷病分類別の医療資源必要量の測定に基づく地域医療資源必要量の推計手法の検討を行った．

3. 病態別医療圏構造と医療資源の空間的配置に関する検討

3.1 病態別の患者移動の評価

地域保健医療計画における二次医療圏は，基本的に地域住民にとって必要な医療を，ほぼ完結して提供しうる医療圏として設定されている．しかし，近年の交通手段の発達，患者意識の変化等の影響で，二次医療圏境界を越えた患者の受療行動が増加している可能性がある．従来，二次医療圏設定の妥当性は地域医療完結率などの形で地域単位で評価されてきたが，傷病，急性期・慢性期，あるいは，手術の有無等の病態によって，受療行動にどのような差があるかは不明であったため，詳細な患者移動の実態を反映させた地域医療圏の設定と評価は困難であった．

このような課題に対して，上述した地域DPC患者データベースを用いる分

析による患者の受療行動の可視化の有用性を検討した．このデータベースには，DPC傷病分類別の患者居住地二次医療圏と入院医療機関二次医療圏の分析軸が含まれている．これらの情報を集計分析することにより，傷病別，病期別，手術の有無別に，患者の受療動向と，実際の診療圏の形成状況を可視化することができる．

研究方法は，医療計画4疾病別，手術の有無別，在院日数30日以下の短期入院と在院日数31日以上の長期入院別に，患者住所地二次医療圏と入院先医療機関二次医療圏のマトリックス毎に退院患者数を集計して，病態別の患者の受療行動を明らかとした．分析結果は，患者住所地二次医療圏と入院先医療機関二次医療圏の関係を示す二次元グラフに表し，傷病病態別の患者受療動向の可視化を行った．

3.2 東京都における病態別患者移動評価の例

本節では体系的な地域医療の分析の実例として，東京都における医療計画4疾病別の，病期別，手術の有無別に見た患者の地理的受療動向と診療圏の形成状況の可視化の例を示す．患者の地理的受療動向は地域差が大きく，東京都は二次医療圏の境界を越えた移動が他の地域に比べて大きい傾向があったが，病態別の移動状況の違いは全国共通の傾向を認めたため，東京都の分析結果は他の地域にも当てはまる部分が多いと考えられる．

なお，医療計画4疾病のうち，がんについては，臓器系統別に，①頭頸部，②肺・胸郭，③消化器，④腎泌尿器，⑤乳房，⑥女性器，⑦造血器，⑧骨その他，の8部位にわけて検討した．がん治療の専門分化が進んでいて臓器系統別に診療提供体制を検討するべきであると考えたためである．また，療養病床への入院患者についても同様の分析を行った．

3.2.1 がん患者の医療圏分析

図9-1に頭頸部がんの手術を受けた入院患者の年間退院患者数を，患者住所二次医療圏別に入院先病院の二次医療圏別に集計した積み上げ棒グラフを示す．このグラフは，例えば区中央部では，年間300人弱の区中央部に居住する患者が頭頸部がんの手術を受け，その大部分が居住地と同じ区中央部の病院に入院

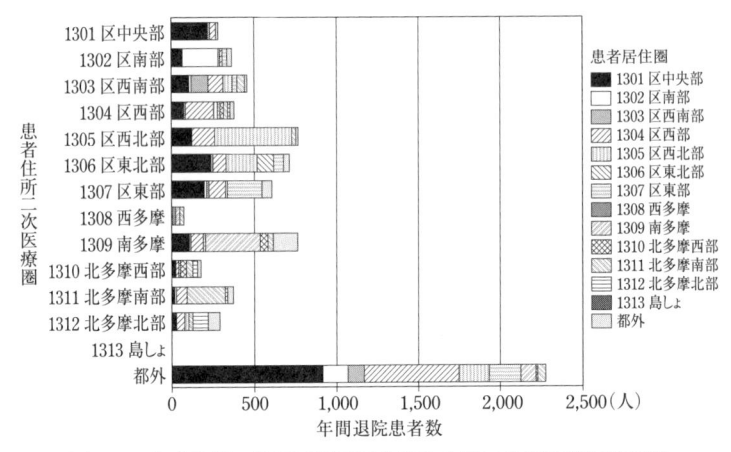

図9-1　患者住所二次医療圏別の入院先病院二次医療圏別患者数
（がん・頭頸部，手術あり）

したことを示す．なお，このデータは平成17年の患者調査データに基づいており，病院の一般病床に入院した患者のみを集計している．他の部位のがんにおいてもほぼ同様な分析結果が得られた．

区東北部に居住する患者を見ると，年間患者数は約700人であったが，そのうち居住地と同じ区東北部の病院で手術を受けた患者はごくわずか100人程度であることがわかる．多くの患者は，区中央部，区西北部の病院で治療を受けていることがわかる．このように，二次医療圏の境界を越えて居住地とは別の二次医療圏で治療を受ける患者の数が無視できないことがわかる．

特徴的であるのは，区南部，区西南部，区西部，区西北部，区東北部，区東部，南多摩では，一定数の患者が区中央部の病院で手術を受けていることである．区中央部には複数の大学病院をはじめ，多くの大病院があり，これらの病院に向けて多くの患者が集中しているためと考えられる．

もう1つの特徴は，都外からの患者の流入である．年間約2300人の都外に居住する患者が都内の病院で手術を受け，その多くが，区中央部および区西部の病院に入院していることがわかる．この数は，都内に居住する患者の数に及ぶほどであり，非常に大きな影響を持っていることがわかる．東京都の医療提供体制を考える上で都外からの流入患者のことを充分に考慮するべきことを示

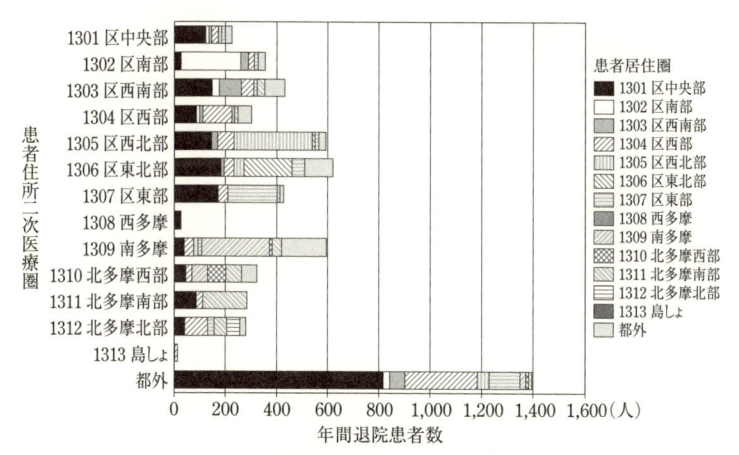

図 9-2 患者住所二次医療圏別の入院先病院二次医療圏別患者数
(がん・頭頸部, 手術なし, 短期入院)

すデータといえる.

　また, 南多摩など一部の地域では都外への流出患者も認められる. 神奈川県などの専門病院へ流出していることが示唆される. このように近隣の県との連携を正確に把握して, 医療提供体制を適切に評価, 検討する必要がある.

　頭頸部がんで手術を受けなかった 30 日以下の短期入院の患者の受療動向を図 9-2 に示す. これは手術無しの急性期入院の患者受療動向にほぼ相当すると考えられる. 同じ疾患の手術患者と比較すると, 都外への流出患者が一定数存在していて手術患者より多いことがわかる. これは, 手術が無い場合は, 区中央部よりは近い近隣県の専門病院を受療している可能性があると考えられる. 区中央部への患者の集中傾向は, 手術患者の場合と同様であった.

　東京都におけるがん治療の診療圏分析からは, すべてのがん治療分野で, 多くの患者が区中央部二次医療圏に集中していること, および都外からの流入患者が多いことが示された. 専門的で待機的な治療が中心となるがん診療においては, 患者が専門的な治療を多く手がける大病院, 専門病院に一定程度集中することは, 医療機関の専門分化, 機能連携の観点からは望ましいことと捉えられ, 必ずしも二次医療圏での医療の完結を目指す必要はないと考えられる. 二次医療圏境界を越える患者の動向を正確に把握し, 医療提供体制の整備を進め

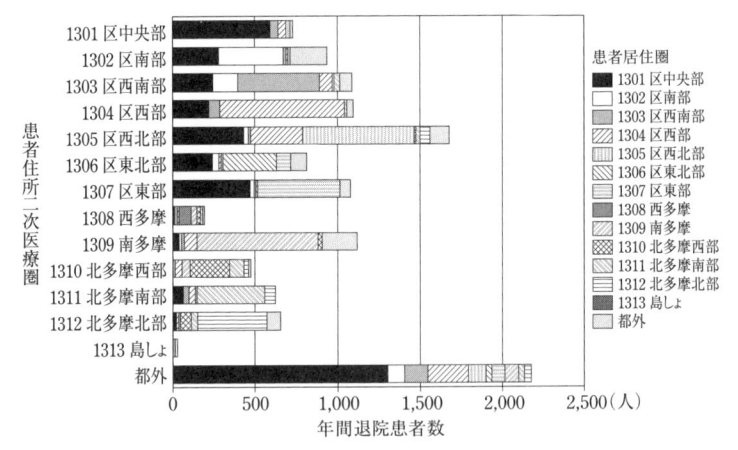

図 9-3　患者住所二次医療圏別の入院先病院二次医療圏別患者数
（虚血性心疾患，手術あり）

るべきであると考えられる．

3.2.2　虚血性心疾患患者の医療圏分析

医療計画4疾病の急性心筋梗塞の分析では，狭心症患者も含めて虚血性心疾患患者の医療圏分析を行った．

手術を受けた患者では，がん患者の場合と同様に区中央部への患者の集中が認められた（図9-3）．区南部，区西南部，区西部，区西北部，区東北部，区東部に住む患者の20%から40%程度が区中央部へ流出していることがわかった．がんの場合と同様に区中央部に多い大病院の循環器専門医療を受療していることが示唆された．

虚血性心疾患の手術の多くは，カテーテルを用いた血管内手術であり，またわが国では緊急手術の割合は虚血性心疾患患者全体の手術の30%以下であり，待機的な手術が大部分である．このため，患者が，専門的な治療を多く手がける大病院，専門病院に集中することは，医療機関の専門分化，機能連携の観点からは望ましいことと考えることができる．本分析で示されたような二次医療圏境界を越えた患者の移動を正確に把握し，二次医療圏にとらわれない専門医療機関の整備を進めるべきであろう．

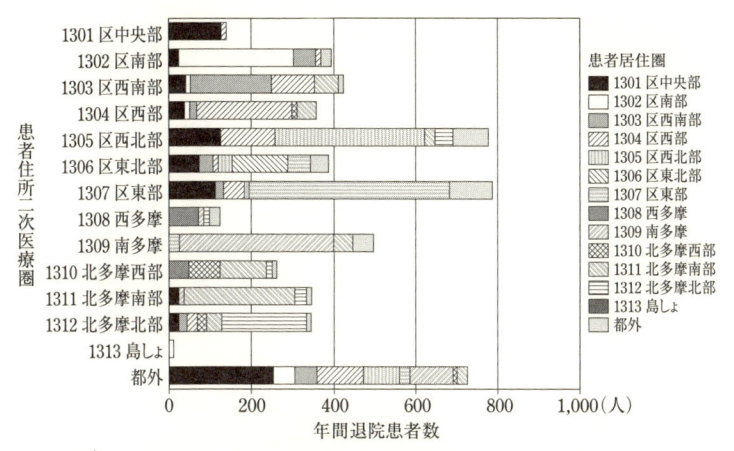

図 9-4 患者住所二次医療圏別の入院先病院二次医療圏別患者数
(脳卒中, 手術あり)

都外からの流入患者も多く, その過半数は区中央部に流入している. 一方, 区南部, 南多摩を中心に都外への流出患者も一定数認められる. 都県境界を越える医療提供体制の整備にも配慮すべきことを示している.

虚血性心疾患で手術を受けていない短期入院の患者での診療圏分析も, 手術患者とほぼ同様であった.

虚血性心疾患治療の診療圏分析においても, 多くの患者が区中央部二次医療圏に集中し, 都外からの流入患者が多いことが明らかとなり, がんの場合と類似した結果を示した. これは, がんと同様に, 専門的で待機的な治療が多い虚血性心疾患診療においては, 医療機関の専門分化と機能連携の促進の観点からは, 必ずしも二次医療圏での医療の完結を目指す必要はないことを示していると考えられる.

3.2.3 脳卒中患者の医療圏分析

手術を受けた患者では, 区中央部への患者の集中が認められたが, がん患者, 虚血性心疾患の場合と比較してその患者数はやや少ない(図 9-4). 区西北部, 区東北部, 区東部に住む患者の 10% から 20% 程度が区中央部へ流出していることがわかった. 一方, 区西南部, 区西部, 北多摩南部などでは周辺二次医療

圏からの流入が認められた．これらの地域の脳卒中専門の病院などへの患者の集中があると考えられる．

また，区東北部と北多摩西部では二次医療圏内で手術を受ける患者よりも医療圏外で手術を受ける患者が多いことが特徴である．これらの地域では，脳卒中の専門病院が少ない可能性がある．

脳卒中の手術は，がん，虚血性心疾患と異なり緊急手術が比較的多いことが特徴である．このため，医療機関の専門分化，機能連携と医療機関へのアクセスの両方の観点からバランスの取れた医療機関配備が必要となる．二次医療圏外で手術を受ける患者の多い，区東北部，北多摩西部などでは緊急治療に対応できる医療機関が充分であるか，近隣二次医療圏への移動のための緊急移送が充分に確保できているかに配慮すべきである．

都外からの流入患者は，がん，虚血性心疾患に比べてやや少ない．やはり，緊急性が高い場合が多いため，都県境界を越えた移動が少なくなっていると考えられる．一方，区西北部，区東部を中心に都外への流出患者も一定数認められる．このような地域においても，移動のための緊急移送が適切に確保されているかに配慮すべきである．

一方，リハビリ治療などが中心となる脳卒中の長期入院では二次医療圏内で完結する傾向が認められる(図9-5)．遠方の専門病院ではなく，近隣の医療機関で治療を受ける場合が多いと考えられる．

脳卒中の長期入院では，都外への流出が多いことが大きな特徴である．多くの二次医療圏で一定数の都外流出を認め，西多摩，南多摩，区中部でかなり多くなっている．また，区中央部では，二次医療圏外へ流出する患者が3分の2を越えている．多くの急性期患者が区中央部へ集中しているのと対照的である．

脳卒中の慢性期患者では基本的に二次医療圏内で完結している地域が多い．これは，居住地近隣の亜急性期，慢性期医療機関へ患者が入院することが多いためであろう．特に専門性の高い高度な治療は求められないことが多いため，利便性が重視されると考えられる．したがって，二次医療圏外，都外への流出が多い地域では，脳卒中の慢性期治療に対応できる医療機関の不足が危惧される．近隣に適当な医療機関が無いために遠方の病院への入院を余儀なくされている可能性もある．慢性期医療の医療提供体制を考える上では，大きな課題で

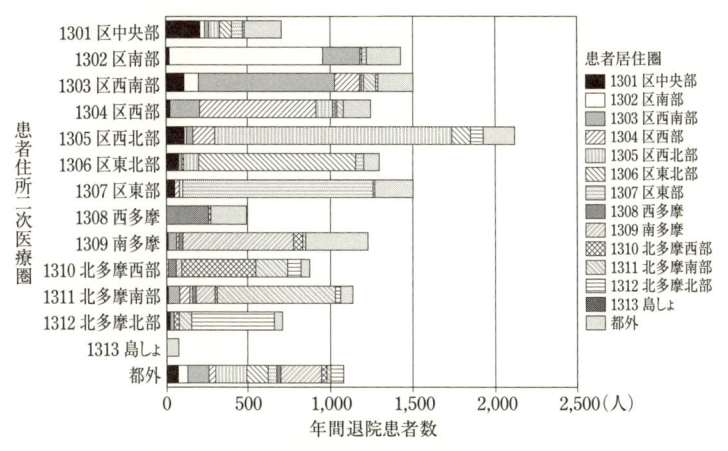

図 9-5 患者住所二次医療圏別の入院先病院二次医療圏別患者数
(脳卒中,手術なし,長期入院)

あると認識するべきであろう.

3.2.4 療養病床の医療圏分析

慢性期医療の療養病床の入院患者では,基本的に二次医療圏内で完結する傾向が認められた(図9-6).遠方の専門病院ではなく,近隣の医療機関に入院する場合が多いためと考えられる.一方,都外への流出が一定数認められることも特徴である.ほとんどの二次医療圏で都外流出を認め,区部全般と南多摩で特に多くなっている.また,区中央部では,二次医療圏外へ流出する患者が3分の2以上となっている.多くの急性期患者が区中央部へ集中しているのと対照的である.区西部では区西南部に流出する患者が比較的多いことが特徴である.何らかの地域要因があるものと考えられる.

さらに,都外からの流入も多くの二次医療圏で認められる.これは,近隣県の療養病床の不足,遠方よりの高齢肉親の呼び寄せなどを反映している可能性があるが,詳細は不明である.

療養病床の慢性期患者では基本的に二次医療圏内で完結している地域が多い.これは,居住地近隣の医療機関へ患者が入院することが多いためであろう.特に専門性の高い高度な治療は求められないため,利便性が重視されると考えら

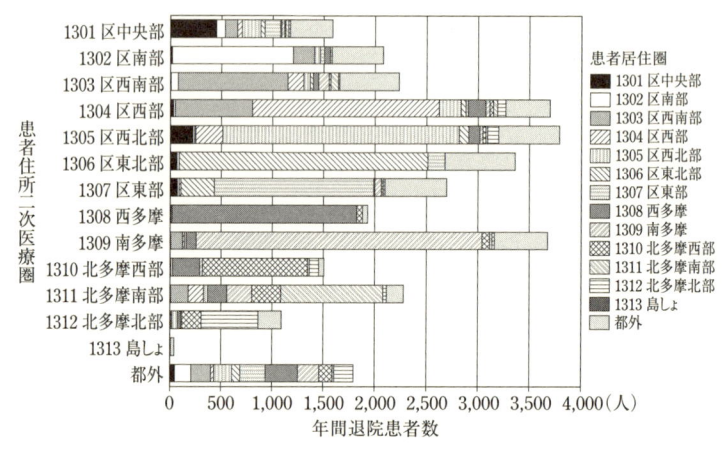

図9-6 患者住所二次医療圏別の入院先病院二次医療圏別患者数
(療養病床)

れる．したがって，二次医療圏外，都外への流出が多い地域では，療養病床の不足が危惧される．近隣に適当な医療機関が無いために遠方の病院への入院を余儀なくされている可能性もある．慢性期医療の医療提供体制を考える上では，大きな課題であると認識するべきであろう．

3.2.5 病態別医療圏分析のまとめ

医療圏分析の結果から，入院患者の二次医療圏境界を越えた移動は，地域，傷病，病期，手術の有無によって大きく違いがあること，傷病別には，がん，および循環器疾患の手術のある患者で，特に二次医療圏境界を越えた移動が大きく，待機的手術を受けるために病院選択が積極的に行われている可能性が示された．また，慢性期患者では，一部の地域からの流出が多く，施設不足が懸念される．

本分析結果は，傷病別病期別の患者移動を含めた地域保健医療計画の策定の必要性を示すものと考えられる．地域によっては，今後，急性期病院の集約が進展した場合には，より二次医療圏境界を越えた患者移動が大きくなる可能性があり，将来の医療計画策定と評価に大きな影響を及ぼすことが予想される．

3.3 患者の病態と医療機関選択の要因に関する検討

循環器，消化器，がんなどの専門医療においては，医療機関の一定程度の集約化と機能分化が必要とされているが，わが国ではこれら専門医療を提供している医療機関の数が非常に多く，集約化と機能分化が遅れていることが課題となっている．身近な医療機関で専門医療を受けられることは国民にとって喜ばしいことでもあるが，しかし反面，専門医療に必要とされる医療設備の充実や専門技術を習得するための医療スタッフの適切な教育と充分な経験が犠牲となる危険もはらんでいる．先進的な腹腔鏡手術を充分な経験を積まずに実施したための医療事故の報道なども記憶に新しい．

医師が手術などの技術能力を上げるためには，良い指導者の下で多くの実施経験を積むことが必要であり，そのためには専門医療を提供する医療機関を集約する必要がある．多くの医療機関で少数ずつ手術を実施していたのでは医療技術は向上しないので，専門医療を特定の医療機関に集約して，そこで多くの手術を実施できるようにしなくてはならない．手術に限らずがんの抗がん剤治療なども同様であり，がん治療の専門病院に患者を集めた方がより質の高い医療を提供できると考えられる．

そこで，専門医療の集約化のあり方を検討する上で必要となる基礎的情報を得るために，二次医療圏外の医療機関への入院に関連する要因を地域患者の受療行動の観点から分析した．平成11年の患者調査退院票データより，居住地の二次医療圏の外の病院に入院に関連する要因として，年齢，性別，手術医療の専門分野，病院の特性の影響を多重ロジスティック解析によって分析した（図9-7）．この結果から，必要な医療によって遠方の専門病院に入院する確率が異なり，心臓，整形外科，がんの手術が必要な患者は，遠方の専門病院に入院することが多い一方，高齢者，消化器手術が必要な患者は，近隣の病院に入院することが多いことが明らかとなった(Yamamoto and Fushimi, 2009)．

この結果は，心臓やがんの手術など高い医療技術が必要で緊急性が低い手術では，多少遠くても実績のある病院が選ばれていると捉えることができる．すなわち，身近に手術実績の乏しい病院があるよりも，多少遠くても経験豊富な専門医のいる病院が望まれていると考えられ，専門病院を集約し良質な医療を提供できる体制を作ることが求められていると言える．都道府県内に多数の循

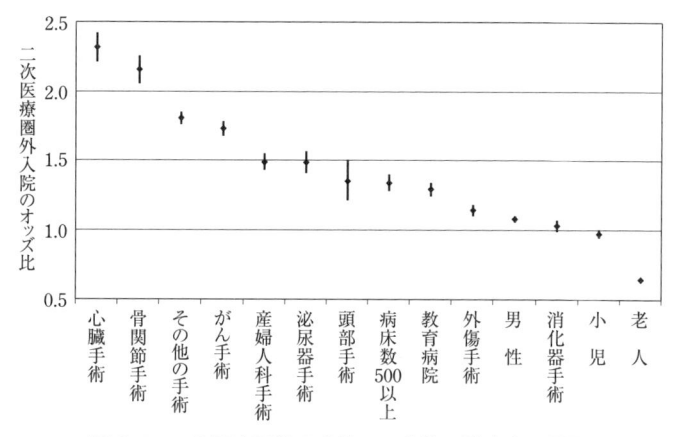

図 9-7 二次医療圏外の病院への入院に関連する要因

環器やがんの拠点病院が設定されている地域もあるが，実際は数施設あれば充分であることが多いと考えられるので，治療実績地域における病院の配置を考慮して拠点病院をしぼり専門医療の集積を図るべきであろう．

一方，緊急性が高い外傷や脳神経外科の手術，虫垂炎や胆石など比較的簡単な手術が多い消化器では近隣の病院が選ばれている．このような専門分野では病院へのアクセスを考慮して集約を進める必要があると考えられる．

4. 傷病ごとの医療資源必要量の測定に基づく地域医療資源必要量の推計に関する検討

4.1 地域医療資源必要量推計の必要性

わが国では人口あたりの病床数が多く一般病床の平均在院日数が長いことが課題となっているが，これは病院の一般病床に慢性期患者が入院していて，急性期医療と慢性期医療の機能分化が遅れているためと考えられる．急性期医療が治すための医療であるのに対して，亜急性期・慢性期医療は低下した身体機能の回復のためのリハビリテーション，長期療養，終末期ケアなどを担うものであり，両者は機能的に大きく異なる．急性期医療においては，手術，高度な検査，薬物治療など専門的な技術，設備，人員が必要であるが，亜急性期・慢

性期医療においては療養環境や手厚いケアが求められる．なお，亜急性期医療にはリハビリテーション，高度な医療を要しない短期入院，終末期ケアなどが含まれると考えられるが，慢性期医療との境界は不明確であり，ここではこれらを含めて広く亜急性期・慢性期医療として取り扱うこととする．

　急性期医療に人員，設備などの医療資源を集中する一方，亜急性期・慢性期医療の療養環境を整備することで，わが国の医療提供体制が効率化され，医療の質が確保されると考えられるが，そのためには，急性期医療と亜急性期・慢性期医療それぞれの医療資源必要量の推計に基づく適正な配備とそれらの間の連携が重要となる．急性期の治療が終わり，機能回復などのリハビリテーションが必要な患者あるいは長期療養が必要な患者が急性期病院の病床を占有し続けることは，急性期医療の医療資源の活用を妨げるのみならず，専門的な機能回復治療を受けられないなど，患者の不利益ともなりうる．

4.2　地域医療資源必要度の推計方法の基本原理

　地域医療資源の必要量を推計する方法として，厚生労働省統計情報部が実施した患者調査退院票とDPC調査票から得られる情報を一体化して，退院票から地域の疾病構造を求め，DPC調査票から詳細な診療内容や急性期医療の医療資源必要度を推計し，地域の病床数，医師数，医療設備，医療費等の地域医療資源の必要量を推計するモデルを構築して分析を行った(図9-8)．目的外使用によって取得した平成17年の患者調査退院票からは二次医療圏毎の傷病別患者数，在院日数の情報を得，DPC研究班調査からは傷病別の在院日数，医師数，ICU利用日数，画像診断回数，医療費等の傷病あたりの医療資源必要度を得た．

　本研究では，特に医療資源必要度の高い急性期医療を中心に分析を行った．地域の急性期入院患者数を正確に把握することは困難であるが，手術患者および手術を受けていない在院日数30日以下の入院患者を急性期と見なすことでほぼ妥当な推計ができると考えられる．仮に，在院日数31日以上のすべての入院患者が入院早期に急性期治療を必要としたと仮定しても，急性期患者数の増加は10%程度であるので，急性期治療を必要としない短期入院患者がいることを想定すると，急性期入院数と30日以下の在院日数の患者数との誤差の

```
         地域の患者数                    標準医療資源必要量
          患者調査                          DPC調査
             ↓                               ↓
   ・主傷病(DPC)別患者数           ・主傷病(DPC)別医療資源必要量
   ・二次医療圏別患者数              在院日数, 医師数, 看護職員数
   ・在院日別患者数                  ICU利用日数, 画像診断回数
                                     医療費, 薬剤費, 材料費等
             ↘         医療資源必要量         ↙
                  = Σ  傷病別患者数×傷病別平均医療資源必要量
                     傷病            標準稼働率
                           ↓
                    地域医療資源必要量の推計
                  急性期病床数, ICU病床数, 医師数,
                    看護職員数, 画像診断機器数,
                      医療費, 薬剤費, 材料費等
```

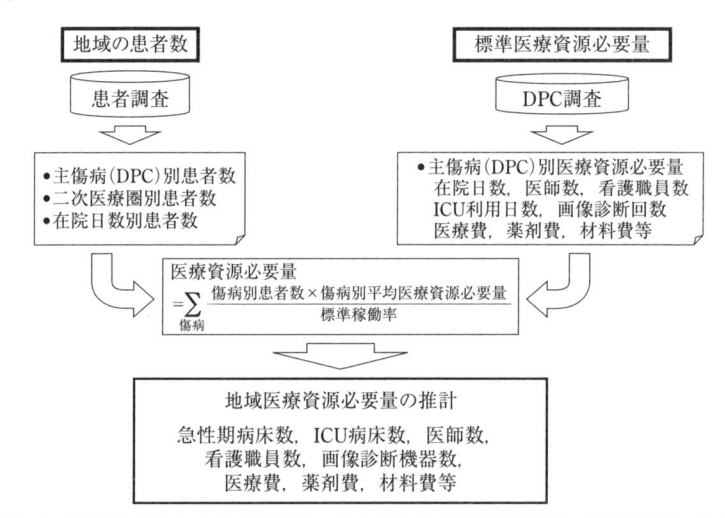

図9-8　地域患者数とDPC調査データより地域医療資源必要量を推計するモデル

範囲は，数％以内と考えられる．

本研究の分析では図9-8中の式に沿って，推計対象に応じて標準稼働率を設定し，地域のMDC別急性期患者数とMDC毎の標準医療資源必要量からMDC別の急性期医療資源必要量を計算し，これを積み上げて地域の急性期医療資源必要量を推計した．

4.3　急性期病床必要数の推計

急性期病床必要数の推計では，図9-8の傷病別平均医療資源必要量をMDC別の急性期標準在院日数とし，標準稼働率を急性期病床の平均的な病床稼働率の0.8として推計を行った．

MDC毎の急性期入院の平均在院日数は，厚生労働省が公表しているDPC調査データの平成20年度調査の集計値から求めた．在院日数が比較的長い特定機能病院をのぞいた約360万例を集計すると，全疾患の平均在院日数は14.8日となるが，今後の平均在院日数の短縮を見込んで，全疾患の平均在院日数が12.0日となるように補正した上で，各MDC毎の在院日数を急性期医療の標準値と設定して推計を行った．DPC対象病院にも急性期以降の患者が入院している可能性があること，経済協力開発機構(OECD)の急性期病院の平均在院日

表9-1 ある二次医療圏における急性期
必要病床数の推計例

MDC	年間退院患者数	標準在院日数	必要病床数
1	6,380	16.6	363
2	6,240	5.3	114
3	3,790	7.4	96
4	11,000	13.2	499
5	7,810	10.4	279
6	22,610	11.8	911
7	3,820	15.8	207
8	1,750	9.5	57
9	1,310	9.1	41
10	4,280	13.1	191
11	7,340	11.1	278
12	15,430	9.0	474
13	1,210	21.7	90
14	2,730	10.8	101
15	3,150	6.1	66
16	16,430	14.8	832
合計			4,599
既存数			9,166

数と比較してわが国の平均在院日数がかなり長いことから,補正した急性期入院の在院日数の標準値を用いることは妥当と考えられる.

具体例として,ある二次医療圏における地域医療資源の必要量の推計例を示す(表9-1).急性期患者数として一般病棟を退院した手術患者と手術を受けていない在院日数30日以下の患者のMDC分類毎の集計値を用いた.次いで,先に示した方法で推計したMDC毎の急性期入院の標準在院日数に従って,MDC毎の急性期必要病床数を計算し,全てのMDCを積算して地域の急性期病床必要数を求めた.推計された値は約4600床でこの二次医療圏の既存一般病床の約2分の1であることがわかる.すなわち,既存一般病床の約2分の1は急性期以外の亜急性期あるいは慢性期病床として機能する必要があることを示している.今後平均在院日数が短縮すれば,急性期病床の必要数はさらに少なくなると予想される.

同様の方法で,全国の急性期必要病床数を計算すると,約46万床となり既存一般病床約90万床の51%程度であり,一般病床の残り49%は亜急性期・

慢性期の機能を担う必要があると推計された．今後さらに平均在院日数が短縮するときは，それに伴って急性期必要病床数は減少し，仮に急性期医療の平均在院日数が10日となれば，急性期必要病床数は38万床と推計される．いずれにしろ，一般病床の急性期と非急性期への機能分化が必要であることは明白であり，それぞれに必要な機能に応じた医療提供体制の整備を進めることが喫緊の課題であると考えられる．

4.4 医師数，看護職員数の必要数の推計

急性期病床の必要数の推計に基づき，急性期と非急性期の医師，看護職員等のマンパワーの必要度を設定して，必要人員数の推計を行った．

ここでは，推計モデルを簡略化し，全国の急性期病床数を46万床，精神病床を含むそれ以外の病床を117万床として，病床あたりの必要人員数を設定してマンパワーの必要数と充足率を推計した．

急性期病院での医師の必要数は，大学病院をのぞくDPC調査対象病院の平均値である病床あたり医師数0.2人を用いた．この数値がわが国の急性期医療の必要医師数の標準値と想定した．急性期以外では一般病床の施設基準にほぼ相当する16床あたり1人の基準を用いた．また，地域の大学附属病院等の医育機関には，1施設あたり100人の医師を追加で配置するものとした．その結果，全国の病院の必要医師数は約13万5000人で既存の病院医師数18万人の約75%となり，全国平均で見ると，ここで設定した基準以上の医師の配置が可能であると考えられた．

しかし，都道府県別に見ると，北海道，青森県，岩手県，福島県，新潟県，岐阜県，大分県では充足率が100%を下回り，今回設定した基準での配置は困難であることが示された(図9-9)．東北地方，北陸地方などで充足率が低い傾向が強く，近年の医師不足が顕著である地域と符合していると考えられた．この結果は，全国同一の基準で医師の必要数を推計することで，定量的に医師の偏在の状況を明らかにしていると捉えることができ，近年の医師不足に対する具体的な対策を立案する上での重要な情報を提供すると考えられる．

なお，この分析結果は，必ずしもわが国の医師数は充足していて医師養成数を増やす必要がないことを示すものではない．今回の推計に用いた急性期必要

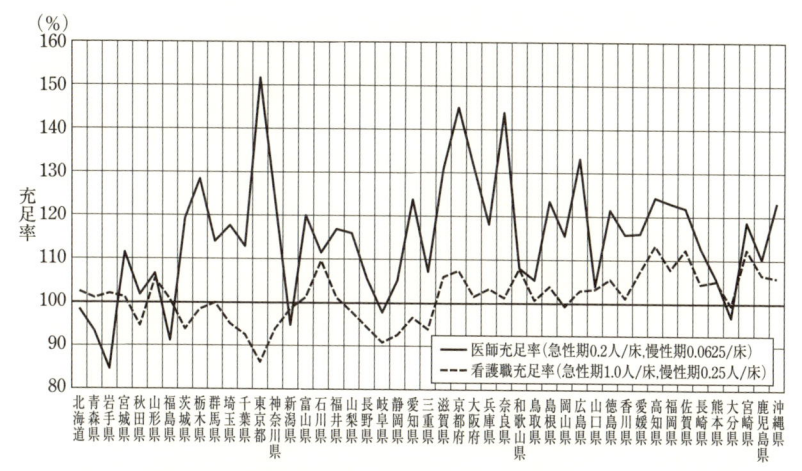

図 9-9 急性期必要病床数の推計に基づく医師，看護職員の充足率の推計例

病床数，病床あたりの医師数はあくまで1つの仮定に過ぎず，その妥当性は今後の検証が必要である．また，この分析でも明らかとなった医師の偏在を解消する手段として実効性のある施策は未だ不明で，その手段の1つとして総医師数の増加も含まれる可能性があるからである．

次いで，看護職員の必要数の推計を試みた．急性期の看護配置を日本以外の先進諸国なみの1病床あたり1人と設定して，非急性期の看護配置を6床あたり1人から3床あたり1人の間で推計を試みた．全国平均で見ると，急性期1病床あたり1人，非急性期4病床あたり1人の基準でも，必要病院看護職員数は約76万人で，現状の病院看護職員数とほぼ同等となることが示された．

しかし，都道府県別にこの基準での充足率を見ると，関東地方，中部地方などの地域で100％を下回り，看護職員不足が顕著となることが示され，看護職員も地域偏在が大きいことが明らかとなった（図9-9）．医師の場合と異なり，看護職員は東京近郊などの大都市圏で不足が著しいことが示された．医師確保対策とは全く別の視点で，看護職員の確保対策が必要であると考えられた．

4.5 集中治療室（ICU）病床必要数の推計

同様の方法を用いて質の高い急性期医療の確保の要となる医療設備，医療機

表9-2 MDC別手術有無別の1入院あたりのICU病床平均利用日数

	手術なし	手術あり
MDC01	0.091	0.760
MDC02	0.000	0.001
MDC03	0.001	0.041
MDC04	0.032	0.460
MDC05	0.117	0.776
MDC06	0.005	0.098
MDC07	0.002	0.051
MDC08	0.002	0.034
MDC09	0.004	0.015
MDC10	0.015	0.123
MDC11	0.011	0.069
MDC12	0.001	0.018
MDC13	0.023	0.230
MDC14	0.005	0.225
MDC15	0.008	0.459
MDC16	0.063	0.075
MDC17	0.024	0.058
MDC18	0.071	0.551

器等の医療資源必要度も予測可能である．一例としてICU病床数の必要数の推測例を示す．平成19年のDPC研究班調査データより求めたMDC別手術有無別の平均ICU利用日数を傷病ごとのICU医療資源必要量として推計を行った(表9-2)．手術患者ではICU利用日数が大きく異なると考えられたため，手術の有無で分けて医療資源必要量を設定した．先に示した地域の推計急性期患者数を用い，ICUの標準病床稼働率を0.5として推計を行った．

この結果，全国のICU病床必要数は約1万1000床で既存ICU病床5500床の2倍程度の充足が必要であると予想された．都道府県別の充足率の差異は大きく，長野県，新潟県，滋賀県，山形県，長崎県，大分県では充足率が30%以下である一方，宮城県，東京都，高知県，岡山県，鹿児島県，福井県では充足率が70%を超えていた．充足率が低いのは，本来ICUでの治療が必要な患者が一般病棟で治療を受けているため，あるいはICUの病床稼働率が50%以上となっているためと考えられる．いずれにしても，超急性期医療に対する医療資源の配分が明らかに不足している実態を明確に示していると言える．

このようなICU病床必要数の推計は，個々の病院でのICU病床の必要数を推計する際にも応用できると考えられる．MDC毎の退院患者数と表9-2のICU利用日数を用いて，地域医療資源の推計と全く同じ方法で病院ごとのICU病床必要数を推計できる．

4.6 回復期リハビリテーション病棟病床必要数の推計

急性期以降の医療連携の促進の施策の1つとして，回復期リハビリテーション病棟の整備が進められている．そこで，上述した手法と同様の医療資源必要度推計方法を用いて，回復期リハビリテーション病棟病床の必要数の推計を試みた．

回復期リハビリテーション病棟の病床における診療報酬の算定可能期間は，疾患と病態ごとに上限が定められ，脳血管疾患等は150日，骨折等，外科手術等は90日，整形外科的疾患は60日となっている．この算定上限日数に沿って，回復期リハビリテーション病棟病床数の最大需要の推計を行った(伏見，2006；2009)．病態別地域患者数とDPC包括評価調査データより求めた転院する患者の割合から，急性期病院から回復期リハビリテーション病棟へ転院して治療を要する可能性のある患者数を推計し，回復期リハビリテーション病棟病床に入院した患者が，診療報酬上の算定上限日数まで当該病床に入院し，回復期リハビリテーション病床の稼働率は100%であると仮定して，回復期リハビリテーション病棟病床数の最大需要を推計した．

推計結果の要約を表9-3に示す．転院率は3-24%で，推計された回復期リハビリテーション病棟病床最大数は約11万4000床で，約半数が脳血管障害の患者に必要なものと予測された．平成21年時点での全国の回復期リハビリテーション病棟病床数は約5万4000床で(全国回復期リハビリテーション病棟連絡協議会，2009)，全国回復期リハビリテーション病棟連絡協議会が目標とする約9万から10万床はほぼ妥当な数値と考えられ，今後の整備推進の必要性が認められた．

表9-3 回復期リハビリテーション病棟の最大需要の推計

病態	主要診断群分類	転院率	上限日数	年間退院患者数(1,000人)	病床数(1,000床)
脳血管疾患等	MDC01 神経系疾患 手術有り	24%	150	100	10
	MDC01 神経系疾患 手術無し	16%	150	784	52
骨折等	MDC07 筋骨格系疾患 手術有り	8%	90	287	6
	MDC16 外傷等 手術有り	16%	90	681	27
外科手術等	MDC04 呼吸器系疾患 手術有り	9%	90	93	2
	MDC05 循環器系疾患 手術有り	6%	90	297	4
	MDC06 消化器系疾患 手術有り	3%	90	1,359	10
整形外科的疾患	MDC07 筋骨格系疾患 手術なし	5%	60	428	4
合計					115

5. まとめ

本章では，統計調査データとDPC調査データを用いた地域医療資源の空間的，量的配分のあり方に関する研究成果を示した．

病態によって異なる患者の地理的受療行動は，待機的で高度な手術の提供体制の集約化を促す方向に作用する一方，緊急手術，一般外科手術等の二次医療圏内での完結の必要性を示すものであった．

傷病単位あたりの必要医療資源量と地域の傷病別患者数から地域医療資源の必要量を定量化する手法は，わが国の急性期医療の機能分化を定量的に評価できることを示した．また，急性期病床数，医師数，看護職員数，ICU病床数，回復期リハビリテーション病棟病床数などの必要数を定量化することにより，地域医療提供体制の整備の具体的方向性を示せることが明らかとなった．

この様な分析により，医療圏の設定や医療圏における医療需要の推計等を含む地域医療評価の科学的手法が明らかになり，行政の透明性が確保されるとともに，より効率的な医療提供体制の確立と疾病特性，地域特性に応じた医療の質の確保のための施策立案の基盤が提供されることが考えられる．

引用文献

伏見清秀：厚生科学研究・統計情報高度利用総合研究事業総合研究報告書　医療機関の機能分化と役割分担の実態を明らかにするための統計調査に関する研究(H13-統計-005), 2003

伏見清秀：厚生労働科学研究・統計情報高度利用総合研究事業総合研究報告書　レコードリンケージ解析を利用した医療経済面を含めた医療関連統計調査の活用方法等に関する研究(H15-統計-003), 2005

伏見清秀：DPCデータの作成と活用，伏見清秀編著，DPCデータ活用ブック．じほう，東京，2006

伏見清秀：DPCデータ集計表，伏見清秀編著，DPCデータ活用ブック第2版．じほう，東京，2008

伏見清秀：厚生労働科学研究費・地域医療基盤開発推進研究事業総合研究報告書　医療圏における地域疾病構造および患者受療行動に基づく地域医療の評価のあり方に関する研究(H18-医療-一般-011), 2009

厚生労働省：医師確保や救急医療の整備など，安全・安心で質の高い医療提供体制の充実，厚生労働白書．ぎょうせい，東京，2009

松田晋哉：DPCの基礎知識，伏見清秀編著，DPCデータ活用ブック第2版．じほう，東京，2008

Yamamoto K, Fushimi K: Travel of patients to distant hospitals for elective surgery in Japan: A cross-sectional analysis of a nationally representative sample. Surgery Today 39: 758–763, 2009

全国回復期リハビリテーション病棟連絡協議会：回復期リハビリテーション病棟の現状と課題に関する調査報告書，2009

第 III 部
社会資源としての大規模標準化診療データ

第10章　大規模標準化診療データと臨床疫学研究

康永秀生・堀口裕正

1. はじめに

DPCは単なる診療報酬請求用のツールではない．DPCで何ができるか，筆者らの見方を以下にまとめる．
(1) 各医療機関にとって
　　種々のベンチマーク指標を用いて各医療機関と全国標準との比較が可能となり，各医療機関の管理・運営に役立てることができる．
(2) 患者・国民にとって
　　医療の透明性が向上し，データに基づく医療機関の評価・選択が可能となる．
(3) 医療政策にとって
　　医療資源の最適配分，医療への効率的な投資など，データに基づく医療政策の立案・評価が可能となる．
(4) 医学研究にとって
　　DPCデータベースを用いて様々な臨床疫学研究が可能となる．

　(1)-(3)はこれまで多くの論者によって指摘されてきた．筆者らが強調したいのは(4)である．DPCデータベースは診療報酬データベース(administrative claim database)であり，かつ，一種の臨床疫学データベースと位置づけることができる．DPCデータを収集・分析する目的の1つは，日本の臨床疫学研究の強力な推進，それに基づく医学の進歩であると筆者らは考える．
　本章の目的は，DPCデータベースの臨床疫学研究利用について，その現状と今後の可能性について概説することである．以下の各項では，まずDPCデータベースに含まれるデータ項目について簡単に述べる．次に，米国の診療報

表 10-1　DPC 松田研究班調査・参加医療施設

年度	調査期間	参加医療施設数	延べ退院患者数(万人)
2002	7-10月	82	26
2003	7-10月	185	44
2004	7-10月	174	45
2005	7-10月	249	73
2006	7-12月	262	108
2007	7-12月	926	299
2008	7-12月	855	286
2009	7-12月	818	256

酬データベースと日本の DPC データベースとの相違点を，具体例を交えて論じる．さらに，臨床疫学における各種の研究デザインを概観し，診療報酬データベースを用いた臨床疫学研究の位置づけを論じつつ，DPC データベースの欠点・利点を明らかにする．さらに DPC データベースだけを用いてできる具体的な研究例や手法について紹介し，今後の同データベースの活用に関するフレームワークについて言及する．最後に，現状の DPC データベースの欠点を補い，さらに高いレベルの研究を実現するための将来的な構想として，他のデータベースと有機的にリンクさせることの重要性について論じる．

2．DPC データベースの概要

2.1　サンプル数

DPC 研究班調査事業では，DPC 調査参加各施設のスタッフや臨床各専門家のご協力の下，DPC データの収集・分析を進めてきた．調査参加施設は年々増加しており，2009 年度は 818 施設，延べ退院患者数 256 万人に達した(表 10-1)．

退院患者数 256 万人は 1 日当たりに換算すると約 1 万 4200 人．厚生労働省・医療施設(動態)調査(2007 年)によれば，すべての一般病床における 1 日平均退院患者数は 3 万 8476 人．したがって DPC データベースの症例数は，日本全国の一般病床退院患者の約 37% を占めている．これだけで，DPC データベースの規模が理解されよう．

2.2 データの内容

DPCデータベースの「様式1」には以下のような種々の医療情報が含まれる．

- 医療機関情報：施設コード，開設主体，病床規模
- 患者基本情報：年齢，性別，入退院日，入退院経路，予定・緊急入院の別，救急搬送の有無，在院日数，退院時転帰(死亡退院など)
- 診断情報：診断名，入院時併存症，入院後合併症
- 手術情報：手術日，術式，麻酔法

「E/Fファイル」は診療行為明細であり，個々の患者に入院中に実施された検査・処置，使用された薬剤・特定保険医療材料の種類・量・日付がすべてわかる．麻酔時間，輸血量，医療費などのデータも含まれる．

3. 米国の診療報酬データベースとの比較

米国ではすでに1990年代から診療報酬データベースが研究・政策評価のために整備されている．

Nationwide Inpatient Sample (NIS) は，2007年時点で全米40州1044病院が参加し，全米の約20%(年間約800万人)の退院患者データを有する巨大な診療報酬データベースである．NISデータベースは，Agency for Healthcare Research and Quality (AHRQ) の資金提供によって行われている Healthcare Cost and Utilization Project (HCUP) として収集・管理・運営されているデータベースである．確率論的な標本サンプリングを行っており，データの代表性が担保されている．

Medicare Claim Databaseは，米国の65歳以上を対象とした公的医療保険Medicareに加入している全入院患者の診療報酬データベースである．65歳以上の高齢者に限られるものの，悉皆調査である．

米国の診療報酬データベースを用いた臨床疫学研究は多い．その一例が，外科手術のvolume-outcome relationshipに関する研究である．外科手術の施設別件数(hospital volume)と術後アウトカム(outcome)の関連について，米国の診療報酬データベースを用いた多くの研究では，アウトカム指標として術後早期

の死亡率(mortality)を用いている(Birkmeyer et al., 2002). しかし, アウトカム指標として術後合併症発生率(morbidity)を用いた論文は少ない. その理由の1つとして, 米国のデータベースでは, 病名入力の際に「入院時」併存症と「入院後」合併症が区別されずに入力されている点が挙げられよう. 例えば, 「虚血性心疾患」の病名があっても, それは入院時からあった虚血性心疾患の既往であるのか, 入院後に発生した虚血性心疾患のイベントであるのか, 不明である.

この点, DPCデータベースは「入院時併存症」と「入院後合併症」を明確に区分している. このため, 入院時併存症の有無によってリスク調整した上で, 術後アウトカムとして死亡率のみならず術後合併症発生率の分析も可能である.

一例として, DPCデータベースを用いた, 腎尿管悪性腫瘍手術におけるhospital volumeと術後アウトカム(院内死亡率および合併症発生率)の関連に関する分析例を紹介しよう(Yasunaga et al., 2010).

2006-2007年(各年7-12月)のDPCデータベースから抽出した7988例(619施設)を分析対象とした. 患者の平均年齢：65.4±11.8歳. 主たる「入院前併存症」は, 高血圧が1294例(16.2%), 糖尿病が847例(10.6%), 腎機能障害が471例(5.9%), 心疾患が439例(5.5%), 慢性閉塞性呼吸器疾患が168例(2.1%)などであった. 在院死亡は67例(0.84%), 「入院後合併症」は595例(7.4%)認められた. 図10-1に術中輸血量と在院死亡率の関連を示す. 輸血量が多いほど死亡率が高い関係が認められる. 図10-2に, 年齢と在院死亡率および合併症発生率の関連を示す. 高齢者ほど在院死亡率と合併症発生率が高いという, 当然予想される結果が得られた.

施設症例数(hospital volume)によって, 対象を以下の3つのグループに分類した. すなわち, 各グループの症例数がほぼ等しくなるように, 年間手術件数が27件未満(low-volume group), 27-64件(medium-volume group), 65件以上(high-volume group)の3グループとした. 在院死亡率および合併症発は, low-volume groupと比較して, high-volume groupで統計的に有意に低かった.

このように日本のDPCデータベースは米国のadministrative claim databaseと比較してより精緻な分析が可能である. 同様の分析は, 腎臓手術のみならずすべての手術について可能である.

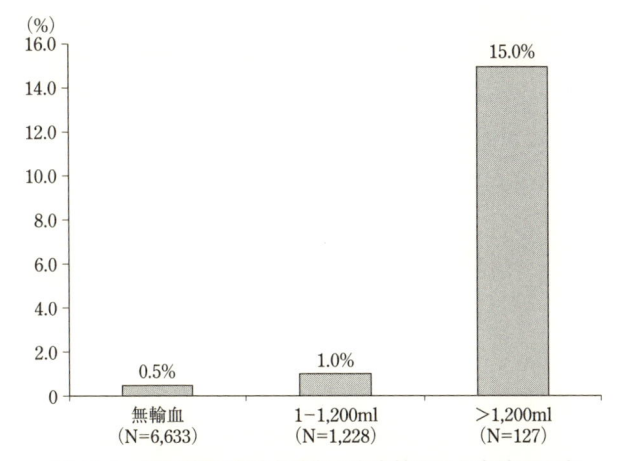

図 10-1 腎尿管悪性腫瘍手術：術中輸血量と在院死亡率

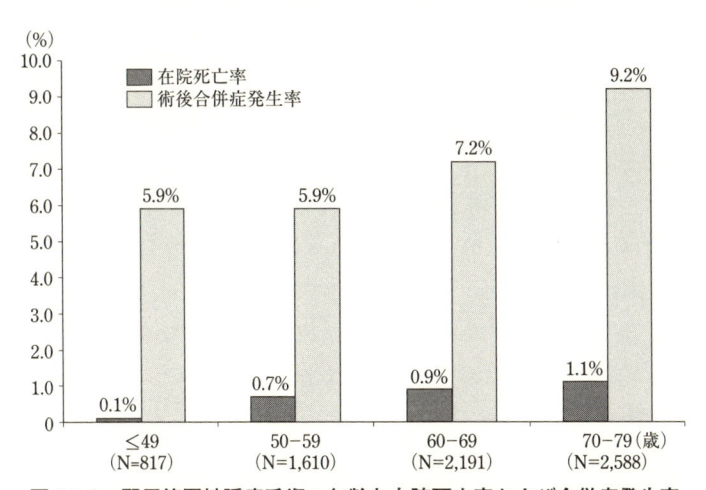

図 10-2 腎尿管悪性腫瘍手術：年齢と在院死亡率および合併症発生率

4. 臨床疫学研究における DPC データベースの位置づけ

　言うまでもなく，臨床疫学研究において最も信頼できる結果が得られる研究デザインは，ランダム化比較試験(randomized controlled trial)をはじめとする前向き(prospective)の実験疫学研究である．観察研究である大規模コホート研究

も重要である．これらのデザインは，疾患・治療等によって対象集団を限定し，特定の介入手段の効果や，要因曝露と結果の間の因果関係を明らかにする分析的なものであり，データの収集もその目的にそって実施されることになる．

一方で，特定の疾病や領域に関する症例登録データベース（patient registry database）が国内外ですでに整備されているか，あるいは整備されつつある．例えば，先進各国のがん登録（cancer registry）データベースは，がんの罹患率や生存率，進行度や治療方法などの基礎的なデータを提供できる．診療科単位で学会が主導して構築している症例登録データベースの例としては，米国の Society of Thoracic Surgeons（STS）database などが挙げられる．これらの症例登録データベースを用いれば，特定の疾患群について，詳細な記述疫学データの提供や後ろ向き（retrospective）の観察疫学研究が可能である．

さて，上記のような従来の研究デザインや既存の症例登録データベースと比較した DPC データベースの欠点と利点を明らかにしつつ，DPC データベースが果たすべき役割について以下に論じたい．

まず DPC データベースが単独で提供できるデータは記述疫学ならびに後ろ向きの観察疫学データに過ぎず，この点は介入研究やコホート研究に及ぶところではない．また，特定の疾患登録データベースと比較すれば，含まれるデータ項目の内容は限られる．DPC データベースは入院中のデータに限られるため，術後合併症・在院死亡・在院日数などのアウトカムは得られるが，長期予後に関するデータは得られない．診断や治療に関する詳細なプロセス・データは得られるが，検査結果や治療効果に関するアウトカム・データは少ない．

しかし，DPC データベースには，他のデータベースにない圧倒的な優位性が1つある．それは，「疾患の種類を選ばない」という点である．あらゆる疾患の入院患者に関するデータが含まれる．あらゆる疾患について約 900 施設の multi-center survey が可能である．少数施設からでは収集困難な稀少疾患や特殊治療についてのデータも入手可能である．

日本では，費用面・体制面・倫理面など様々な理由から，大規模な実験疫学研究も大規模前向き観察研究もあまり実施されていないのが現状である．症例登録データベースもいくつかの疾患や領域に限られている．したがって日本には，各種の疾病・治療に関する全国統計が不足している．データは病院単位で

個別に集計されていることが多く，多施設共同で共通のフォーマットを用いた臨床データの集計はあまり行われていない．臨床論文は single center study が多く，そうした論文の疫学データとしての価値は限定的である．そのような閉塞的状況を打開し，日本の臨床疫学研究を飛躍的に発展させる嚆矢となるべき潜在力を，DPC データベースは有している．次節で，その具体例をいくつか紹介しよう．

5. DPC データを用いた臨床疫学研究の実例

DPC データベースだけを用いて得られるいくつかの記述統計・分析疫学の例を示そう．

5.1 外科手術の記述疫学

一例として，整形外科の人工股関節置換術のデータを紹介する(Kadono *et al.*, 2010)．

2006-2007 年の DPC データベースから人工股関節置換術を実施した症例のみ抽出した．症例数は 1 万 3537 例．基礎疾患や入院時併存症を含む患者背景を表 10-2 に示す．DPC データベースでは麻酔時間や輸血量のデータも得られる(表 10-3)．術後合併症および在院死亡の一覧を表 10-4 に示す．また DPC データベースでは入院費用に関するデータも得られる(図 10-3)．

同様の記述データは，すべての手術術式について得られる．

5.2 麻酔の記述疫学(Sumitani *et al.*, 2011)

DPC データベースの優れている点の 1 つが，すべての手術症例について麻酔の種類(全身麻酔，硬膜外麻酔，腰椎麻酔など)，麻酔時間，使用された麻酔薬の明細がわかる点である．表 10-5 に，2006-2008 年の DPC データベースから抽出された全身麻酔症例(N=1,238,171)で使用された麻酔薬の一覧を示す．注目すべきは，かつて麻酔導入時に頻用されていた脱分極性筋弛緩薬(スキサメトニウム)の使用が 1.3% と非常に少ない点である．

全身麻酔における偶発症の 1 つである悪性高熱症(malignant hyperthermia)は，

表 10-2 人工股関節置換術（N＝13,537）：患者背景

	N	%
病院の種別		
大学病院	3,629	26.8
その他の病院	9,908	73.2
性別		
男性	2,174	16.1
女性	11,363	83.9
年齢カテゴリ		
≦39	254	1.9
40–49	856	6.3
50–59	3,537	26.1
60–69	3,544	26.2
70–79	4,142	30.6
80–89	1,155	8.5
≧90	49	0.4
基礎疾患	49	0.4
変形性股関節症	10,913	80.6
股関節骨頭壊死	1,068	7.9
関節リウマチ	522	3.9
股関節大腿近位骨折	311	2.3
入院時併存症	311	2.3
糖尿病	834	6.2
高脂血症	675	5.0
高血圧	1,916	14.2
慢性呼吸器疾患	249	1.8
肝硬変	48	0.4
脳血管障害の既往	70	0.5
慢性腎不全	169	1.2
心疾患の既往	461	3.4

表 10-3 人工股関節置換術（N＝13,537）：麻酔時間・輸血量

	N	%
麻酔時間（分）		
≦120	1,589	11.7
121–180	4,206	31.1
181–240	3,757	27.8
241–300	1,415	10.5
301–360	359	2.7
361–420	121	0.9
421–480	32	0.2
≧481	26	0.2
欠損値	2,032	15.0
輸血量（ml）		
0	5,971	44.1
1–400	3,505	25.9
401–800	3,198	23.6
801–1,200	723	5.3
＞1,200	140	1.0

表 10-4 人工股関節置換術（N＝13,537）：術後合併症・在院死亡

	N	%
術後創感染	108	0.80
術後心イベント	110	0.81
術後呼吸器合併症	27	0.20
術後脳血管障害	13	0.10
術後腎不全	8	0.06
敗血症	20	0.15
肺塞栓症	62	0.46
在院死亡	31	0.23

極めて稀な疾患である．従来から，全身麻酔薬，特に揮発性吸入麻酔薬およびスキサメトニウムによって発症しやすいと言われてきた．しかし，これまではほとんど症例報告レベルにとどまっており，全身麻酔症例全体に占める発生率は明らかでなかった．前掲の全身麻酔 123 万 8171 例のうち，悪性高熱症の診断名がつけられた症例を検索したところ 17 例存在し，罹患率は 100 万例中 13.7 例であることがわかった．

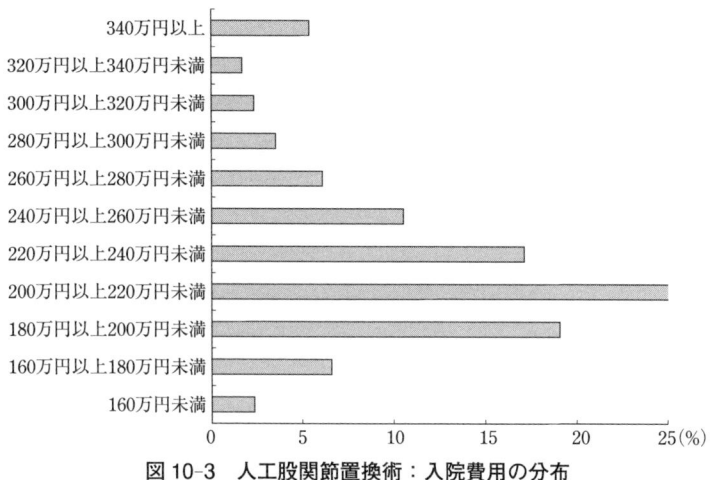

図 10-3　人工股関節置換術：入院費用の分布

表 10-5　全身麻酔症例で使用された麻酔薬（N＝745,832）

	N	%
揮発性吸入麻酔薬		
セボフルラン	932,771	75.3
イソフルラン	33,231	2.7
ハロセン	682	0.1
脱分極性筋弛緩薬（スキサメトニウム）	19,871	1.6
非脱分極性筋弛緩薬		
ベクロニウム	782,899	63.2
パンクロニウム	11,286	0.9
ロクロニウム	246,572	19.9
プロポフォール	949,694	76.7

5.3　稀少な疾患や偶発症の疫学

　稀少な疾患は，少数施設から集められたデータのみでは疫学的分析は不可能である．例を挙げれば，腸重積，肥厚性幽門狭窄，鎖肛などの小児外科領域の疾患は，全国的な記述統計も明らかでない．しかし，DPC データベースを用いれば集計可能である．

　検査や治療に伴う稀な偶発症の発生頻度についても，全国的な統計は少ない．例を挙げれば，内視鏡的消化管粘膜切除術および粘膜下層剝離術は稀に消化管

穿孔を合併する．内視鏡的十二指腸乳頭切開術は稀に膵炎を合併する．肝悪性腫瘍ラジオ波焼灼術は稀に気胸を合併する．それらの発生率に関するデータはいずれも乏しい．DPCデータベースを用いれば全国集計が可能である．

薬剤による有害事象の発生は，医療機関や製薬会社が積極的に関係当局に報告しない限り，明らかにならない．重篤に至らなかった有害事象は報告されない可能性がある．DPCデータベースを用いれば，E/Fファイルから薬剤の名称・剤形・請求した量・使用日を，様式1から入院後合併症病名を抽出でき，薬剤の有害事象発生を網羅的に把握できる可能性がある．

5.4 狭心症に対する治療

新しい医療技術の導入による医療内容の変化について，DPCデータベースを用いて分析した例を紹介する(Horiguchi et al., 2010)．

循環器内科領域における冠動脈インターベンション(percutaneous coronary intervention; PCI)が初めて臨床応用されたのは1977年．冠動脈ステントが1986年に登場し，その後に薬剤溶出性ステント(Drug Eluting Stent; DES)が開発されPCIの主流となっている．日本でのDESが広く使用されるようになったのは2004年8月からである．

一方，心臓外科領域における冠動脈バイパス(coronary artery bypass grafting; CABG)では，従来の体外循環・心停止下CABG (on pump CABG)に対して，近年は体外循環を用いない心拍動下CABG (off pump CABG)が増加している．

2004年8月のDES導入は，狭心症に対するPCIおよびCABGの件数にどのような影響を与えたか．それを明らかにするために，DPCデータベースを用いて，144施設から2004-2007年の各年7月に狭心症に対してPCIまたはCABGを実施された症例を抽出した．図10-4は各年・各治療法の件数の推移を示す．DES導入によって従来型の金属ステント(bare metal stent; BMS)の症例数は減ったが，DESとBMSを含むすべてのステント症例数が2005年以降急増している．注目すべきは，PCIの件数増加によってCABGの件数は減少するどころかむしろ微増している点である．

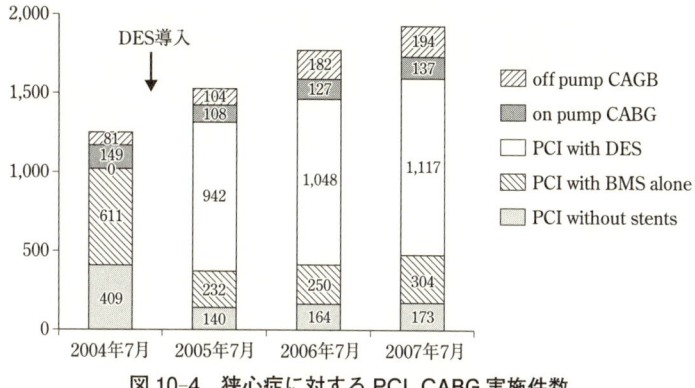

図 10-4 狭心症に対する PCI, CABG 実施件数
（144 施設，2004-2007 年の各年 7 月）
PCI：経皮的冠動脈形成術，CABG：冠動脈バイパス術．
DES：薬剤溶出性ステント，BMS：金属ステント．

5.5 術後肺塞栓症

静脈血栓塞栓症(venous thromboembolism；VTE)は，深部静脈血栓症(deep venous thrombosis；DVT)および肺血栓塞栓症(pulmonary thromboembolism；PTE)の両方を含む疾患概念である．欧米人，とりわけ白人に多いといわれる疾患であり，その遺伝的因子(factor V Leiden mutation など)も明らかにされている．一方，日本人を含むモンゴロイド人種では比較的頻度が少ないと言われている．しかしこれまで日本人における VTE や PTE の信頼できる疫学データは極めて乏しい．

近年，日本でも医療安全管理の観点から術後肺塞栓予防に注力するようになってきており，国内の複数の学会による予防ガイドラインも策定されている．しかしながら，国内のガイドラインは欧米のガイドラインに準じて作成されたものである．国内のエビデンスに基づいているわけではない．そもそも国内の臨床疫学的エビデンスは少ない．国内の PTE 予防効果のエビデンスはおろか，PTE の罹患率すらはっきりしない情況で，「予防対策」が進められている．特に下肢・股関節手術は術後 PTE の罹患率が比較的高いことがすでに海外の複数の報告で明らかとなっている．日本では抗凝固療法および理学療法の単独または併用がガイドラインで推奨されている．抗凝固療法としては，Xa 選択的

阻害薬であるフォンダパリヌクスが下肢・股関節手術に対して日本でも保険適応となっている．その他，ワーファリンの経口投与なども用いられる．これらの薬剤使用に関するデータは，DPCデータベースからもれなく抽出可能である．理学療法としては，弾性ストッキングおよび間欠的下肢空気圧迫法の単独または併用が推奨されている．これらの理学療法を実施した場合,「肺血栓塞栓症予防管理料」という加算が請求可能であり，その情報はDPCデータベースから抽出可能である．すなわち，いかなる予防対策が実施されたかに関する情報は，すべての手術患者についてDPCデータベースから入手可能である．さらに，PTEの発生に関しては「入院後合併症」の項目から病名を抽出可能である．加えて，PTE発生のリスクファクター(悪性腫瘍，高脂血症，ネフローゼ症候群，炎症性腸疾患，凝固系疾患，妊娠，ホルモン療法，中心静脈栄養，麻酔の種類，麻酔時間など)の情報もDPCから入手可能である．

筆者らはDPCデータベースを用いて，人工股・膝関節術後PTEの予防対策の効果に関する分析を行った(Nagase et al., 2011)．2007-2008年において同手術を実施した患者群のうち，理学療法を単独で実施した群(N＝15,595)，および理学療法にフォンダパリヌクス投与を併用した群(N＝15,595)を抽出した．術後肺塞栓症の発生率は理学療法単独群(0.66％)に比較してフォンダパリヌクス併用群(0.40％)が有意に低かった(オッズ比，0.60；95％信頼区間，0.42-0.84；p＝0.003).

6. DPCデータベースを用いた研究のフレームワーク

前節に挙げた実例はほんの一部に過ぎない．DPCデータは日本全国の臨床医に入力していただいた貴重なデータである．そのデータを診療報酬請求のためだけに使うのではなく，研究利用をさらに推進していかなければならない．すでに多くのデータが蓄積されてきた．データを寝かせてはならない．既存のデータを用いてできる研究はすぐに着手しなければならない．

DPC研究班は今後，臨床系の各学会と協調して，この貴重なデータを臨床疫学研究にさらに生かしていくフレームワークを構築していきたいと考えている．共同研究のフレームワークを図10-5に示す．

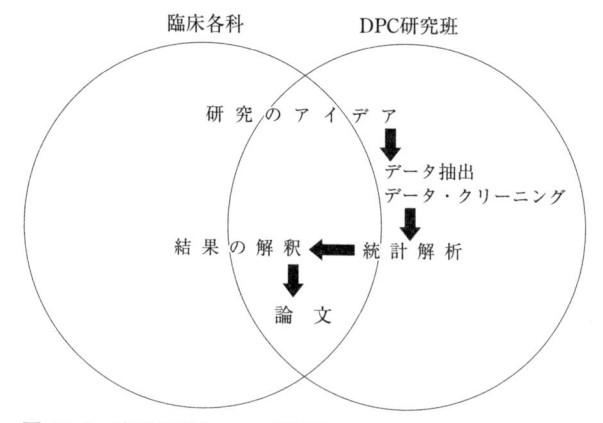

図10-5 臨床各科とDPC研究班の共同研究フレームワーク

7. 他のデータベースとのリンケージ

最後に，現状のDPCデータベースの欠点を補い，さらに精緻な臨床疫学研究を実現するために，他のデータベースと有機的にリンクさせることを，今後の課題の1つとして提言したい．

前述したように，DPCデータベースは退院後の長期生存率が不明という欠点がある．この点，米国のMedicare Claim Databaseは，Surveillance, Epidemiology and End Results (SEER) program of cancer registriesと呼ばれるがん登録データベースと共通の患者IDでリンクされ，SEER-Medicare Linked Databaseが構築されている．これによって，がんについては入院時の治療や短期のアウトカムのみならず，その後の生存率まで追跡が可能となっている (US. National Cancer Institute. SEER-Medicare Linked Database http://healthservices.cancer.gov/seermedicare/).

DPCデータベースとがん登録データベースをリンクすることを想定した場合に克服すべき課題は，まず相互リンクによる有用性の社会的認知を広めること，それに加えて共通の患者IDを設定するための技術的・倫理的・財政的諸問題をクリアすることである．

また，日本でも今後，学会レベルでの疾患特異的な症例登録データベースの

構築が進められることが期待される．そうした新規のデータベースとDPCデータベースをリンクすることは，以下の点で有用である．すなわち，すでに各施設でルーチンワーク化しているDPCの入力作業と，新たなデータベースの入力作業の重複を避け，省力化による各施設の負担軽減が可能となる．DPCにおける病名情報やプロセス情報を共有化でき，なおかつDPCデータにはない詳細なアウトカム・データを付加することができる．個々のデータベースが単独では実現しえない利点を双方が享受できる．

8. おわりに

　日本の医学研究は伝統的に基礎医学に偏重してきた．臨床研究は欧米の後塵を拝している．なぜそうなってしまったか．基礎研究は1施設でもできる．世界レベルの臨床研究は多施設共同で行う必要がある．日本では多施設で臨床研究を行うという文化が育たなかった．その1つの原因として，日本の疫学・公衆衛生学などの社会医学研究者と臨床医との交流が少なかった点を筆者らは特に挙げたい．臨床医だけで大規模な臨床疫学研究はできない．疫学研究のデザイン，データ・マネジメント，統計分析などについて，社会医学研究者が手を貸さなければならない．にもかかわらず，両者が手を組んで共同で研究するという発想すら足りなかった．その結果，日本の臨床研究はsingle center studyばかりになってしまった．

　今後，日本の臨床疫学研究が世界に伍して持続的に発展を続けていくためには，臨床医学と社会医学の連携が不可欠である．DPCデータベースは，上記のような日本の臨床疫学の閉塞した状況を打開する1つの突破口となりうる．まず，すでにあるデータを活用することから着手すべきである．臨床各学会とDPC研究班が手を組んで，DPCデータベースを用いた共同研究を行う意義は，正にそこにある．

引用文献

Birkmeyer JD, Siewers AE, Finlayson EV, Stukel TA, Lucas FL, Batista I, Welch HG, Wennberg DE: Hospital volume and surgical mortality in the United States. New England Journal of Medicine 346: 1128–1137, 2002

第10章　大規模標準化診療データと臨床疫学研究　　　　　　189

Horiguchi H, Yasunaga H, Hashimoto H, Matsuda S: Impact of drug-eluting stents on treatment option mix for coronary artery disease in Japan. Circulation Journal 74: 1635-1643, 2010

Kadono Y, Yasunaga H, Horiguchi H, Hashimoto H, Matsuda S, Tanaka S, Nakamura K: Statistics in orthopaedic surgery 2006-2007: Data from the Japanese Diagnosis Procedure Combination (DPC) database. Journal of Orthopaedic Science 15: 162-170, 2010

Nagase Y, Yasunaga H, Horiguchi H, Hashimoto H, Shoda N, Kadono Y, Matsuda S, Nakamura K, Tanaka S: Risk factors of pulmonary embolism and the effects of fondaparinux after total hip and knee arthroplasty: A retrospective observational study using a national database in Japan. Journal of Bone and Joint Surgery. American Volume 93(24): e146, 2011

Sumitani M, Uchida K, Yasunaga H, Horiguchi H, Kusakabe Y, Matsuda S, Yamada Y: Prevalence of malignant hyperthermia and relationship with anesthetics in Japan: Data from the Diagnosis Procedure Combination database. Anesthesiology 114: 84-90, 2011

Yasunaga H, Yanaihara H, Fuji K, Horiguchi H, Hashimoto H, Matsuda S: Impact of hospital volume on postoperative complications and in-hospital mortality following renal surgery: Data from the Japanese diagnosis procedure combination database. Urology 76: 548-552, 2010

第11章　臨床指標を用いた医療の質のベンチマーク
——諸外国とわが国の取り組みから

小林美亜・池田俊也

1. はじめに

　医療者は，現在の医学水準においてベストプラクティスを展開し，質を保証する責任を負っている．ベストプラクティスは，十分な研修と経験を積んだ医療者が，患者の価値観を尊重しながら，現時点で最も新しくかつ最善とされるエビデンスを思慮深く，良識を持って活用することによって生まれる(Sackett and Rosenberg, 1995 ; Lohr *et al.*, 1998)．

　しかし，ベストプラクティスが存在しているのにもかかわらず，エビデンスが不確かな診療を提供することは，質不良を招く原因となり得る．また，適正な診療の水準を逸脱する過剰診療，過少診療，有害事象の予防行為の未実施，リスク行為も同様である(Chassin and Galvin, 1998)．医療の目的は患者の健康に寄与することである以上，その達成に向けて良質な医療サービスを提供できる体制を整備していくことは必須の課題である．

　そのためには，医療の質を評価する仕組みを構築することが重要となる．この仕組みに活用されるのが臨床指標である．本章では，臨床指標について概説するとともに，入院診療において臨床指標を多く活用している米国の実態を踏まえ，わが国の臨床指標における DPC データの活用可能性について検討する．

2. 医療の質評価と臨床指標

2.1 医療の質評価に関する指標

　医療の質は，評価の対象に応じた，構造(ストラクチャー)，過程(プロセス)，結果(アウトカム)の側面からの指標を用いて評価が行われる(Donabedian, 1966)．また，ストラクチャー，プロセス，アウトカムに関する指標は，領域横断的な

指標と疾患特異的な指標の2つに大別される．例えば，転倒・転落，褥瘡といった有害事象に関する指標は全領域横断的に集積される指標であり，入院時のアスピリン投与は循環器領域の患者を対象にした疾患特異的に用いられる指標である．

2.2 臨床指標とは

臨床指標は，診療・ケアの質を「プロセス」や「アウトカム」の側面から監視し，評価を行い，改善するための規準となる測定道具である（JCAHO, 1989；Copnell et al., 2009）．つまり，一定の水準以上の診療・ケアの提供をプロセスとし，その成果であるアウトカムが達成されたか否かを検証し，プロセスの側面から改善方策を検討するために活用される．

臨床指標になり得る条件として，①定義が明確であり，除外基準・適用基準が示されていること，②感度・特異度が高いこと，③信頼性・妥当性が確立していること，④根拠に基づいていること，⑤データの入手・収集が可能であること，⑥得られた結果が良いか悪いかの判断を行うことができること，⑦比較した結果を役立てられること，⑧モニタリングデータとしての活用に意味があること，⑨評価によって改善の余地があること，⑩評価を実施したい領域において，臨床的に重要な指標であること，があげられる（Nelen et al., 2007；Mainz, 2003a；2003b）．

3. 米国における臨床指標

3.1 臨床指標収集事業

米国において，積極的に臨床指標を開発・収集し，医療の質評価を行うようになった背景には，医療保険制度が大きく影響している（Arah et al., 2003）．米国では，65歳以上の高齢者と一部の障害者が対象となるメディケア（公的医療保険制度）と低所得者が対象となるメディケイド（公的扶助制度）を除けば，自分が勤務する会社を通じるか各自で民間の医療保険に加入することになる．

しかし，患者や企業の医療保険購入者は，診療内容の適切性を評価するだけの知識を十分に持ち合わせていない．こうした情報の非対称性は，市場原理を

働きにくくさせ，保険者間での競争が十分でなくなれば，医療保険市場の寡占度は高くなり保険料の高騰を招く．企業を介して民間の医療保険に加入する割合が高い米国は，従業員の保険料を全額・一部負担する企業が率先して，安価で良質な医療が受けられる保険プランの選択に役立つ情報提供を求めるようになった．そして，診療内容や治療成績について臨床指標を通じて，情報公開を行う仕組みが整備されるようになった．

その先駆けとなったのが，非営利組織である The Joint Commission on the Accreditation of Healthcare Organizations（JCAHO，2007年より Joint Commission に改称）によって，1986年に構築された Indicator Measurement System（IMSystem）である．その後，米国の政府機関である Agency for Health Care Policy and Research（AHCPR，1999年より Agency for Healthcare Research and Quality：AHRQ と改称），非営利・非政府の第三者組織である National Quality Forum（NQF）などをはじめとして，様々な機関で臨床指標の収集・評価が展開されている．

3.1.1 JCAHO の取り組み

医療機関の評価や認定を実施する非営利の第三者評価機関である JCAHO は，医療機関の認定を通じ，診療・ケアの安全性と質を継続的に向上させること，さらにこれらの改善活動を支援することを使命としている．JCAHO では，医療機関の認定要件として，診療のプロセス評価とアウトカム評価を義務づけ，質がモニタリングできる，1つの国家的なシステムを構築することを目指し，1986年に IMSystem を開発した(Gassiot et al., 2007)．

IMSystem は，当初，JCAHO が招集した専門家から構成されたタスクフォースによって開発された臨床指標を病院側から強制的に収集し，JCAHO に報告することを義務付け，JCAHO のデータベースで一元管理を行い，各病院にフィードバックすることを想定したシステムであった．このシステムは，臨床指標の構成やデータの収集手順に至るまでかなり詳細に規格化されていた．多くの医療機関は，すでに自分たちで臨床指標の収集・評価システムを開発していたため，新規に参加するための整備コストがかさみ，自由度が利かない IMSystem に追加投資するメリットはなかった．そして，結果的に IMSystem の運用は事実上困難となり，JCAHO は運用義務化を断念した(Gassiot et al.,

2007).

そこで，これに代わり，1997年に病院や長期ケア施設に対し，新たな認定要件としてORYX Initiativeへの参加を義務付けるように方向転換を図った(Braun et al., 1999)．ORYX Initiativeのプロジェクトは，IMSystemとは異なり，医療機関が参加しやすいように，データの収集・提供に際し，ORYX Initiativeの基準を満たしたベンダーのソフトウェアであれば，医療機関が自由にベンダーを選択できるようにした．また，開始当初，病院は自院の受け入れ患者の20％をカバーする少なくとも2つの臨床領域からの臨床指標を追跡すればよいとし，病院のデータ収集に伴う負担や患者特性にも配慮した．さらに，段階的な臨床指標の導入を試み，2001年になって，4つの領域(急性心筋梗塞，心不全，市中肺炎，妊娠関連)から選択し，臨床指標を測定することを要求した．

2004年には，連邦政府の公的保険者であるCenter for Medicare and Medicaid Services (CMS)とJCAHOは共同で，"Hospital Quality Measures"と呼ばれる臨床指標の収集・評価を実施し，JCAHOとCMSの要求基準を満たしている臨床指標セット(急性心筋梗塞，心不全，肺炎，周手術期管理)の収集・報告を1つにまとめることで，病院側の負担軽減の実現に努めた．

現在，ORYXは，病院，長期ケア施設だけでなく，在宅ケア機関も対象にしており，対象ごとに質指標が定められている[i]．"Hospital Quality Measures"で示された領域以外としては，妊娠関連，周産期，小児喘息，脳卒中等がある．

JCAHOが最初に試みたIMSystemとその失敗は，臨床指標の収集・評価を行うためのシステムの実現化を図ることにおいて，測定指標の標準化や情報提供の強制力だけでは結局のところ，機能しない結果となるという教訓を与えてくれる．医療機関側からの賛同を得るためには，臨床指標の報告領域を医療機関側に選択させるような柔軟性を取り入れること，また効率性を高める仕組みや段階的な導入を行っていくことの重要性が示唆される．

3.1.2 CMSの取り組み

JCAHOと共同で"Hospital Quality Measures"に取り組む以前に，CMSではHospital Compareプロジェクトを開始している．Hospital Compareは，2001年のブッシュ前大統領の政権下において，アメリカ国民のための医療の質保証

政策である．Hospital Quality Initiative（HQI）の一環として開始されたものである．HQI は，医療サービスの受け手に医療の質に関する情報を提供することで，効率的な医療選択をうながすことを目的としていた[ii]．

Hospital Compare では，急性心筋梗塞，心不全，肺炎，外科感染症，小児喘息の領域について，診療・ケアの質を評価するための 31 の臨床指標を収集している．そして，ウェブ・サイトを通じて，一般市民がデータを検索し病院比較ができる仕組みになっている．臨床指標を解釈し「適切な医療」を選択するための解説も併せて，提供していることが特色である．また，リスク調整を行った死亡率や再入院率のデータを公開し，一般市民向けのリスク調整の説明も提示している．

Hospital Compare による診療のプロセスやアウトカム情報の公開は，患者の医療機関の選択支援に大きく寄与している．また，一般公開することで，医療機関側の質の向上にも貢献している．しかし，その一方で，診療行為や治療成績の病院別情報公開には，様々な問題[1)]も指摘されている．わが国においても，リスク調整手法の検討などを含めて情報公開の仕組みを整備する際に，診療のプロセスやアウトカム情報の比較データの公開が招く弊害についても事前に十分検討しておくことが重要であろう．

3.1.3 AHRQ の取り組み

1994 年に，Agency for Healthcare Research and Quality（AHRQ）では，避けることができた（avoidable）入院中の死亡や治療による合併症といった有害事象や不適切な診療実態を明らかにし，院内での質改善に役立てることを目的に，AHRQ Quality Indicators を開始した．このプロジェクトは，Administrative Data（管理運営データ）から大規模な診療データを作成し医療サービスの利用状況や有効性，効率性などを実証的に検討する Healthcare Cost and Utilization Project（HCUP）の一環として位置づけられている．JCAHO の質指標プロジェクトと異なり，既存の管理運営データから容易に質指標（Quality Indicator）が抽出できる仕組みが開発されている[iii]．この収集がはじまったのは，医療サービスの過少，過剰，誤用が問題になっていたことによる．例えば，不必要な子宮摘出手術の施行（Bernstein *et al.*, 1993），不適切な診断や治療による死亡（Institute of Medicine,

2001)等が数多く報告されている.

現在のAHRQの質指標は,①予防的な診療行為の指標であるPrevention Quality Indicators（PQIs)-14指標(例:糖尿病の短期・長期合併症等),②入院診療の指標であるInpatient Quality Indicators (IQIs)-32指標(表11-1),③患者安全の指標であるPatient Safety Indicators (PSIs)-27指標(表11-2),④小児科診療の指標であるPediatric Quality Indicators (PDIs)-18指標(例:小児心臓手術の死亡率,喘息による入院率等)で構成[2]されている.

また,2006年に,AHRQはNational Healthcare Quality Report (NHQR)も開始している[iv].これは,米国の市民に提供されている医療の質を包括的に評価することを目的としており,①Effectiveness(有効性),②Patient Safety(患者安全性),③Timeliness(適時性),④Patient Centeredness(患者志向性)の4つの領域からなる臨床指標(211指標)で構成されている.この4つの領域は,患者の視点から,健康保持,疾病からの回復,疾病との共存,終末期への対処といった4段階を包含するものとなっている.

管理運営データを活用し,新たなデータ収集に伴う負担を少なくしたことで,AHRQの質指標の導入は比較的スムーズであった.効果として,各医療機関は医療安全の保証のために必要とされる診療行為の実施率や有害事象の発生頻度をモニタリングすることができ,また他機関との比較を通し,自機関の安全性にかかわる水準を高めることに役立っていること等があげられる.さらに,病院レベルだけでなく,地域レベルで比較することで,地域間での人種や貧困による医療格差を検討するための重要な基礎資料にもなっている.しかし,コーディングの精度や質出結果の妥当性については,現在,検証の途中であり,データの質管理の問題をどうするかなど課題は残されている.

3.1.4 その他の機関の取り組み

その他に,州レベルでは,ニューヨーク州[v],ペンシルベニア州[vi],オレゴン州[vii]等,病院協会レベルではメリーランド病院協会[viii]が臨床指標を収集し,一般公開を行っている.また主要学会が自主的に臨床指標を収集する取り組みを行っている.例えば,米国外科学会でのNational Surgical Quality Improvement (NSQIP)では,患者の重症度によってリスク調整を行い,外科患者の死亡率や

表 11-1 AHRQ の入院質指標（IQIs）

病院単位・実施数に関する指標
・食道切除術の実施数
・膵切除術の実施数
・腹部大動脈瘤切除術の実施数
・冠動脈バイパス術の実施数
・PTCA の実施数
・頸動脈内膜剥離術の実施数

病院単位・外科系死亡率に関する指標
・食道切除術の死亡率
・膵切除術の死亡率
・腹部大動脈瘤切除術の死亡率
・冠動脈バイパス術の死亡率
・PTCA の死亡率
・頸動脈内膜剥離術の死亡率
・開頭手術の死亡率
・股関節置換術の死亡率

病院単位・内科系死亡率に関する指標
・急性心筋梗塞の死亡率
・急性心筋梗塞の死亡率（転院例を除く）
・うっ血性心不全の死亡率
・急性脳卒中の死亡率
・胃・小腸出血の死亡率
・大腿骨頭骨折の死亡率
・肺炎の死亡率

病院単位・実施率に関する指標
・帝王切開実施率
・初回の帝王切開実施率
・帝王切開後の経腟分娩率（複雑でない症例）
・帝王切開後の経腟分娩率（全症例）
・腹腔鏡下胆嚢摘出術実施率
・高齢者の予防的虫垂切除術
・両側冠動脈のカテーテル実施率

地域単位・実施率に関する指標
・地域における CABG 実施率
・地域における PTCA 実施率
・地域における子宮摘出術実施率
・地域における椎弓切除術実施率

表 11-2 AHRQ の患者安全指標（PSIs）

病院単位の指標
・術後の肺塞栓・深部静脈血栓
・術後の呼吸不全
・術後の敗血症
・術後の生理的異常・代謝異常
・術後の腹部・骨盤の創離開
・術後の大腿骨頭骨折
・術後出血・血腫
・褥瘡
・医原性感染
・医原性気胸
・アクシデントによる穿刺・裂傷
・処置中の異物遺残
・分娩時の新生児への外傷
・産科外傷（器具を用いた経腟分娩）
・産科外傷（器具を用いない経腟分娩）
・産科外傷（帝王切開）
・麻酔合併症
・死亡率の低い診断群における死亡
・手術患者における治療可能な重篤合併症による死亡
・輸血による副反応

地域単位の指標
・処置中の異物遺残
・医原性気胸
・医原性感染
・術後の腹部・骨盤の創離開
・アクシデントによる穿刺・裂傷
・輸血による副反応
・術後出血・血腫

合併症の発生率の比較を実施している[ix].

　NPO では Leapfrog Group[3)]が大規模な取り組みを行っている[x]．Leapfrog Group は，2000 年にボーイングやインテルなど，米国の大企業数社の支援を受け，医療施設を医療の質と患者安全の側面から評価することを目的に設立された．全米規模で活動を展開し，病院における質・安全性・経済性の向上に有効とされる「リープ」（跳躍）と呼ばれる施設基準を推奨し，臨床指標の収集を行っている．患者安全に関する評価は Hospital Quality Safety Survey（HQSS）と呼ばれる事業，臨床指標については Leapfrog Hospital In-sights という事業により収集を行い，一般公開も行っている．

　なお，様々な機関や団体によって開発された臨床指標を整理・統合し，認証する団体として，1999 年に発足した非営利・非政府の第三者組織である National Quality Forum（NQF）がある[xi]．NQF は，患者団体，医療者団体，専門団体などの加盟組織によって構成され，現在，AHRQ や CMS などで開発されたものも含めて 600 以上の指標を認証している（2012 年 7 月現在）．

　また，2002 年に民間・公的機関・団体（米国医学協会といった医師，米国看護協会といった看護師などの団体，保険者団体など）の代表者が集まり，協働して，Hospital Quality Alliance（HQA）を立ち上げている[xii]．HQA は，①質，コスト，診療・ケアの価値を描き出すことができる評価を実施すること，②全米の病院で報告されるような臨床指標を開発し，活用を行っていくこと，③一般市民と診療・ケア行為に関する有用な情報を共有することを目的としている．また，HQA では NQF によって承認された臨床指標の活用を推進する働きを担っている．

3.2　臨床指標と報酬支払方式

　Institute of Medicine（IOM）が 2001 年に発刊した Crossing the Quality Chasm: A New Health System for the 21st Century では，実際に患者に提供されている医療と受けられるはずの医療との間には深い谷間があることに警鐘を鳴らし，社会的に大きな影響を与えた．そこでは医療の質の谷間を埋める課題として，以下のことを掲げている（Institute of Medicine, 2001）．

　①安全性（患者を助ける行為から患者が傷害を被ることがあってはならない）

②有効性(過少・過剰の医療サービスの双方を回避する)
③患者志向性(治療方針において患者の意思,ニーズ,価値観を尊重する)
④適時性(診療の遅れをなくす)
⑤効率性(設備や機器などについて,医療における無駄を省く)
⑥公正性(性別,人種や居住地,社会経済的地位を理由に,質の格差があってはならない)

そして,これらの課題の達成に向け,現行の水準を満たした適切かつ安全な診療・ケアへの改善を促す1つの方策として,質の改善と整合性を持った報酬支払方式の導入を提案している.さらに,質の改善と整合性を持った報酬支払方式の導入により,医療の効率化を促進し結果的に医療費の抑制につなげることの必要性についても述べている(Institute of Medicine, 2001).

このような背景に加え,保険者からは良質な医療を適正な価格で購入できる仕組みについて強い要求があることから,現在米国では,臨床指標による医療の質の測定・評価を報酬額へと結びつける取り組みが行われている.具体的には,①医療の質を報告することによって報酬が増減,②報告された医療の質の結果に応じて報酬が増減,③質の保証と効率性の双方を達成することによって報酬が増減するものに大別することができる.

例として,米国の多くの民間保険会社が臨床指標によって測定された結果に応じて報酬を加算する支払方式である Pay for Performance (P4P)の開発・導入を行っている[4].政府機関レベルでは,メディケアが医療の質を報告するための基盤づくりとして,2003年に Reporting Hospital Quality Data for Annual Payment Update (RHQDAPU)を導入するとともに,3年間に渡る P4P の試行調査 Hospital Quality Incentive Demonstration (HQID)を実施している(Epstein, 2006b). 2007年には Physician Quality Reporting Initiative (PQRI)と呼ばれる臨床指標報告制度を導入し(Stulberg, 2008),2009年には P4P を質の向上だけでなく,効率性も求められる Value-Based Purchasing Program (VBPP)へと発展させている(Tompkins et al., 2009).また,2008年には,Never Events と呼ばれる「決して起こしてはならない出来事」を抽出し,Never Events によって追加的に発生した医療の診療報酬については支払わないといった制度も導入している(Mattie and Webster, 2008).

しかし，医療の質評価と報酬を結びつける制度が進む中で，「報酬に結びつけるために患者選別が起きてしまうことはないのか」，「実施率をあげるために適用外の患者にも不必要なあるいは不適切な診療を提供してしまうことはないのか」といったことも懸念されている(Epstein, 2006b；Casalino et al., 2007；Ryan, 2009). CMSは，臨床指標そのものはガイドラインではなく，臨床指標が提示されている場合であっても，患者の状態に応じて治療の可否を判断し，適切な診療を提供するように警告している[5].

3.2.1 RHQDAPU [xiii]

RHQDAPUは，メディケアの償還対象となる全医療機関から臨床指標が確実に報告されることを目指して開始されたプログラムである．RHQDAPUでは，メディケアの対象患者に提供した診療・ケアの臨床指標の測定結果をCMS (Centers for Medicare & Medicaid Services)に医療機関が報告しなければ，定額制支払い部分の年間の支払い報酬から，2%ポイント削減される．

3.2.2 HQID [xiv]

2003年10月から3年計画でCMSとPremier社が共同で，P4Pの試行調査として実施された．表11-3に示した5領域，34指標について評価し，ボーナスとペナルティを与えることによって医療の質や安全性を向上することを目的に開始されたプログラムである[6]．プログラムの評価については効果を肯定する結果もあれば(Grossbart, 2006；Lindenauer et al., 2007), 否定的な結果もあり(Glickman et al., 2008), 調査対象の選択バイアスによる影響が大きいためP4Pの有効性について整合性のある結果は得られていない(Pertersen et al., 2006). この背景には，調査対象の選択バイアスによるものが大きく影響していることが考えられる．しかし，傾向として，P4Pは医療の質の水準がもともと高い機関に変化を与えることはあまりないが，医療の質の水準が低い病院にとっては大きなインセンティブとなると考えられている(Glickman et al., 2007).

3.2.3 PQRI [xv]

2007年7月より開始された，医師や上級実践看護職(Nurse Practitioner等)な

表 11-3　HQID における臨床指標

急性心筋梗塞
〈プロセス指標〉
1. 来院時にアスピリンの投与
2. 来院時にβブロッカーの投与
3. 来院後 30 分以内に血栓溶解剤の投与
4. 来院後 120 分以内に PCI の実施
5. 左室収縮機能不全に対し ACEI または ARB の投与
6. 禁煙指導・カウンセリングの実施
7. 退院時にアスピリンの処方
8. 退院時にβブロッカーの処方

〈アウトカム指標〉
9. 院内死亡率（予測値との比較）

心臓バイパス手術
〈プロセス指標〉
10. 皮膚切開の 1 時間前以内に抗菌薬の予防投与
11. 予防投与の抗菌薬の適切な選択
12. 内胸動脈を用いたバイパス術
13. 手術終了後 24 時間以内に抗菌薬を中止
14. 退院時にアスピリンの処方

〈アウトカム指標〉
15. 入院死亡率（予測値との比較）
16. 術後の出血・血腫の発生率（予測値との比較）
17. 術後の生理的異常・代謝異常の発生率（予測値との比較）

心不全
〈プロセス指標〉
18. 左室収縮機能の評価
19. 左室収縮機能不全に対する ACEI または ARB の投与
20. 禁煙指導・カウンセリングの実施
21. 詳細な退院指導

肺炎
〈プロセス指標〉
22. 血中酸素飽和度の測定
23. 抗菌薬の適切な選択
24. 抗菌薬投与開始前の血液培養
25. インフルエンザワクチンの接種状況の確認と接種
26. 肺炎球菌ワクチンの接種状況の確認と接種
27. 来院後 4 時間以内に抗菌薬投与
28. 禁煙指導・カウンセリングの実施

股関節・膝関節置換術
〈プロセス指標〉
29. 皮膚切開の 1 時間前以内に抗菌薬の予防投与
30. 予防投与抗菌薬の適切な選択
31. 手術終了後 24 時間以内に抗菌薬を中止

〈アウトカム指標〉
32. 術後の出血・血腫の発生率（予測値との比較）
33. 術後の生理的異常・代謝異常の発生率（予測値との比較）
34. 退院後 30 日以内の再入院率（予測値との比較）

ど診療を担当する医療者が，定められた臨床指標を報告することで報酬を得ることができる制度である[7]．臨床指標の報告領域は，糖尿病，予防的ケア，虚血性疾患，HIV/AIDS，がん等，多岐にわたっており，2009年の時点で153の臨床指標が活用されている．

PQRIは，診療報酬明細書に，質指標を反映させたコードを入力する仕組みになっており，医療者はそのための情報を収集しなくてはならない．報告すべき臨床指標が追加される度にシステム整備を行うことが各医療機関では必要になっている．

3.2.4 VBP

CMSは，2007年にValue-Based Purchasing (VBP)を導入する方針を示した(CMS Hospital Pay-for-Performance Workgroup, 2007)．VBPが提案された背景には，①臨床の質を改善すること，②有害事象を減らし，患者安全を向上させること，③患者志向の医療をより推進すること，④診療・ケア提供において無駄なコストを削除することがある．

2009年会計年度より，P4PはVBPに名称が変わり，不必要な再入院を減らすことによって医療費を抑制するといった方向性を示している．これは，オバマ政権が2010年度の予算計画において，インセンティブとペナルティを与える方策により，メディケア受給者の不必要な再入院の予防を掲げていることによる[8]．しかし，再入院の背景には複雑な要因があり(American Hospital Association, 2009)，この方策の効果性については懐疑的な声もあがっている(Bhalla and Kalkut, 2010 ; Jha et al., 2009)．

3.2.5 Never Events [xvi]

2007年にミネソタ州病院協会がNever Eventsのために発生した追加的な医療費については請求しないと決定したことをきっかけに，2008年10月に導入された制度である．当初，11指標で構成されていたNever Eventsであるが，2009年には3指標が加わり，現在は14指標となっている．Never Eventsに含められた感染項目については，実際上，予防が困難な症例もあり，議論となっている(Bruan et al., 1999)[9]．

4. 米国を含めた諸外国における臨床指標の活用と成果の動向

病院医療における指標に関する文献のシステマティックレビューを行った最近の研究によると(Copnell et al., 2009)，世界各国の 22 の機関より 383 種類の指標が収集された．指標の種類としては，プロセス指標が 54.0%，アウトカム指標が 38.9% であり，ストラクチャーに関する指標もわずかに含まれていた．対象としては 27.2% が病院全体を対象としたものであり，26.1% が手術患者対象，残りの 46.7% は手術以外の領域を対象としたものであった．診療領域に特異的な指標の中では，心臓・胸部外科系が最も多く 46.2% を占めていた．評価の目的としては，安全性を目的としたものが最も多く 57.2%，有効性を目的としたものが 32.1% であった．

臨床指標の利用により入院医療の質が改善したかを検討した研究も相次いで報告されている．21 件の研究のレビューによると(De Vos et al., 2009)，プロセス指標を用いた研究 20 件のうち 2 件では全てのプロセス指標において改善が認められ，15 件では一部の指標において改善が報告されていた．いずれの指標でも有意な改善が認められなかったのは 3 件のみであったが，これは良い結果が得られたもののほうが論文化されやすいという出版バイアスの影響も考えられる．一方，アウトカム指標を用いた研究は 6 件あり，そのうち 5 件は院内死亡率を指標としていたが，アウトカムに効果ありとの結果であったのは 1 件のみであった．また，臨床指標の現場へのフィードバックを行っただけではアウトカムの改善は十分得られておらず，アウトカムの改善を得るためには何らかの改善方策を合わせて実施したほうが改善が得られやすいとの結果であった．

5. わが国における臨床指標を用いた医療の質評価の現状

わが国においても，様々な団体が医療の質評価に取り組んでいる．京都大学大学院医学研究科・医療経済学教室では，1995 年より，医療の質と経済性の評価・向上を目指すプロジェクトとして QIP (Quality Indicator/Improvement Project) を展開している[xvii]．QIP は，参加病院を募り，参加を希望した 231 施設(2010 年 4 月時点)で行われており，DPC データを活用し，急性心筋梗塞患者へのア

スピリンやβブロッカーを処方された患者の割合，脳梗塞患者へのリハビリ実施症例の割合，周術期の抗菌薬の使用状況等が集計・分析され，各参加施設にフィードバックするとともに，結果を匿名で公表している．東京都病院協会では各病院の自発的参加のもと2002年4月より「診療アウトカム事業」を実施(2006年4月1日より社団法人全日本病院協会で継続)している[xviii]．当該事業では，病院の自発的参加により，MEDI-TAGETシステムを活用して①主要24疾患・処置の患者個票，②病院全体の診療内容にかかわるデータ(院内感染症，デバイス使用，抑制，転倒・転落など)を一元的に収集し，全体の結果や個別の状況について定期的にフィードバックを行い，医療サービスの質の向上を図る取り組みを行っている．その他，独立行政法人国立病院機構やNPO法人 Voluntary Hospital of Japan (VHJ) 機構等でも，臨床指標を用いた医療の質評価を継続的に実施している．

また，学会主導の取り組みとしては，日本心臓血管外科学会が2008年度より5年間のプロジェクトとして，米国胸部外科学会データベースとほぼ同等の記入項目についてインターネットを介して収集し，心臓血管外科手術データベースを構築することで，術前重症度に応じた手術危険率の算出を行っている[xix]．2011年1月からは，医療の質の向上を事業の目的の1つとして，外科専門医制度と連携した National Clinical Database (NCD) 事業が開始されている[xx]．

2010年5月には，厚生労働省医政局が，「医療の質の評価・公表推進事業(以下，推進事業)」の参加団体を募り，全日本病院協会，日本病院協会，独立行政法人国立病院機構が採択された[xxi]．推進事業では，①選定する指標はプロセス指標又はアウトカム指標であること，②医療安全，手術等の病院全体に関する指標を含むこと，③各疾患に関する指標を含んでも差し支えないこと，④患者満足度の指標を含めること等が要件とされ，「少なくとも5指標以上は，協力病院ごとの数値を公表し，特段の問題がない限り全ての指標についても病院ごとの数値を公表すること」も求められた．

全日本病院協会では27施設(公立・公的病院，民間病院)を対象とし，DPCデータおよび追加データを収集することにより，院内感染症の発生率，転倒・転落の発生率，抑制，死亡率，予定しない再入院率，死亡率等の10の臨床指標(患者満足度含む)を収集することとしている[xxii]．独立行政法人国立病院機構で

表11-4　国立病院機構における臨床指標

［病院全体に関する指標］
1. 高齢患者(75歳以上)における褥瘡対策の実施率
2. 高齢患者(75歳以上)におけるⅡ度以上の褥瘡の院内発生率
3. 手術ありの患者の肺血栓塞栓症の予防管理の実施率
4. 手術ありの患者の肺血栓塞栓症の発生率
5. 術後の大腿骨頸部／転子部骨折の発症率
6. 入院患者の標準化死亡比

［領域別指標］
1. 初診糖尿病患者における，眼底検査あるいは眼底カメラの施行率
2. 急性脳梗塞患者に対する早期リハビリテーション開始率
3. 急性脳梗塞患者に対する入院2日以内の頭部CTもしくはMRIの施行率
4. 急性脳梗塞患者における入院死亡率
5. 急性心筋梗塞患者に対する退院時アスピリン処方率
6. PCI(経皮的冠動脈インターベンション)を施行した患者の入院死亡率
7. 乳がん(ステージI)の患者に対する乳房温存手術の施行率
8. 人工関節置換術／人工骨頭挿入術における手術部位感染予防のための抗菌薬の適正使用率
9. 人工膝関節全置換術患者の早期リハビリテーション開始率
10. 出血性胃・十二指腸潰瘍に対する内視鏡的治療(止血術)の施行率
11. 喘息患者のピークフロー測定率

［患者満足度］
① 入院患者の満足度
② 外来患者の満足度

は，原則，DPC対象病院45施設を対象として，DPCデータから19の臨床指標(患者満足度を含む)(表11-4)を抽出する方向で，全指標について病院名を明示して結果を公表するとともに，データを抽出・算出するためのロジックについても2011年3月に公開されている(小林ら，2010；国立病院機構，2011)．推進事業により，わが国における標準化された臨床指標算出のロジックが整備・確立し，臨床指標の普及に大きく寄与することが期待される．

6. おわりに

臨床指標は，医療の質の保証・向上に欠かすことができない重要なツールである．しかし，臨床指標の設定や使い方を誤ると役に立たないばかりか，弊害をもたらすこともあり得る．医療の質は，期待されるアウトカムの達成可能性を高めるための個人や集団に対する医療サービスが，現時点の医療者の知識と

合致している度合いである(Lohr, 1990)．

　したがって，医療の質評価においては，ベストプラクティスとみなされるプロセス領域を適切に設定することが必要となる．そのためには，ガイドラインで推奨されている診療・ケアに基づかなければならない．しかしながら，わが国では診療ガイドラインがまだ十分に整備されておらず，また，診療ガイドラインの中で参照されているエビデンスには海外におけるデータが多く含まれている．このため，プロセス指標の作成にあたっては，当面は臨床専門家等によるコンセンサスベースで行わざるを得ないと思われるが，プロセス指標の改善がアウトカムの改善に結びつくかどうかも含め，指標の妥当性検証を行う必要がある．

　また，アウトカム指標をもちいた診療の質評価にあたっては多くの場合においてリスク調整が必要となるが，わが国におけるリスク調整の研究は緒に就いたばかりであり，実用には至っていない状況にある．臨床家の納得が得られるような妥当性の高いリスク調整法を確立するため，今後，研究を進めることが求められる．

　さらに，現在，大規模な診療情報データとして用いられているDPCデータのみからは，退院後の転帰について情報を得ることができず，退院後の死亡等の長期的なアウトカムを知ることができない．また，再入院についても，患者が他の医療機関に入院した場合には把握することができない．保険証番号による複数医療機関でのDPCデータの名寄せや，死亡統計とのリンクなどの可能性について検討が必要と考えられる．

　最後に，臨床指標を複数医療施設間でのベンチマークや患者等による医療機関選択に用いるためには，標準化された共通のロジックにより臨床指標の算出を行う必要がある．先進諸国では，複数の医療施設から臨床指標を収集し，分析・評価を行うプロジェクトが動いており(Groene et al., 2008)，各国における臨床指標の事実上のデファクトスタンダードとなっている．わが国においても，推進事業等を通して，臨床指標を算出するためのロジックの標準化を図る取り組みを行っていくことが重要である．

1) 例として，重症度のみを調整した死亡率だけでは比較に問題が伴うことが指摘されている(Iezzoni, 1997). また，成績を良く見せるために，成績に影響を与える患者の受け入れ拒否が起きることもある(Epstein, 2006a).
2) ① PQIs は，外来で適切にフォローされていれば，入院治療を避けることができたという実態を把握するために作成されたもの．② IQIs は，「入院患者の死亡率」，「過少・過剰・誤用が問われることがある手術実績」，ハイボリュームは低い死亡率に関連しているという根拠に基づいた「手術実績」で構成されている．③ PSIs は，組織に発生している有害事象を把握するために用いられている．④ PDIs は小児診療領域で発生している問題を把握するために活用されている．
3) Leapfrog Group は，LHRP (Leapfrog Hospital Reward Program) と呼ばれる患者安全，質，資源活用の評価に基づいた包括的な P4P プログラムも提供している．
4) 臨床指標による質評価の成績に加え，効率性に関する業績を加えているプログラムも多い[xxiii].
5) メディケアでは，実際に「入院時に β ブロッカーを投与」の臨床指標の収集を 2009 年 4 月 1 日より取りやめている．これは，β ブロッカーの投与が不整脈や再梗塞による死亡のリスクを減らす一方で，心不全の既往がある患者に対しては入院後 24 時間以内の心原性ショックを増加させることが検証されたことを受け，臨床指標評価によるパフォーマンスへの影響を防止しようとしたことによる(CMS, 2007).
6) P4P における質改善を促すための具体的なインセンティブは，① 各指標の得点，各領域の総合得点を定期的に集計し，自医療機関および他病院の得点分布を示した成績表をフィードバックする，② 各領域の総合得点の順位が上位 50% の病院名を公表する，③ 各年度において，各領域の統合得点の順位が上位 10% に入る病院には医療費支払額を 2% 増額，また上位 10-20% に入る病院には支払額を 1% 増額する，④ 3 年目における得点が 1 年目の上位 90%（下位 10%）の得点を下回る医療機関には支払額を 2% 減額し，また 1 年目の上位 80%（下位 20%）の得点を下回る病院には支払額を 1% 減額する，というものであった．
7) PQRI において，2007 年度は 74 指標，2008 年度は 119 指標を報告することで，メディケアのパート B（入院医療部分）のドクターフィーの 1.5% が報酬として支払われていた．2009 年度から，ドクターフィーに対する割合は 0.5% アップし，2% となっている．
8) VBP は，30 日以内の再入院については 1 入院の全てについて支払うのではなく，患者に提供された診療部分だけを支払い，30 日以内の再入院率が高い病院に対しては支払い額を削減することで，医療費に抑制につなげるというものである．この背景には，メディケアを受給している患者の 19.6% が退院後 30 日以内に再入院している．また 2004 年度では計画されていない再入院により 174 億ドルの費用が発生していると推計されたことがある(Jencks *et al.*, 2009).
9) Never Events は，NQF で作成された指標がもととなっているが，NQF が作成した Never Events のリストは，医療者側に明らかに過失が認められる有害事象のみに限定し，患者要因が影響し，時に予防が困難である「院内感染」を含めていない．しかしながら，CMS は，Never Events の解釈に「予防可能性は十分に高い」

という視点を含め,「院内感染」に関する項目を設定した.この背景には,Centers for Disease Control and Prevention がガイドラインを作成し,院内感染に対する対策を講じているにもかかわらず,院内感染に膨大な医療費が費やされており,これに対し,CMSは何らの手立てをとっていないのではないかと米下院監査政府改革委員会(House Government Oversight & Government Reform Committee)の公聴会で厳しく非難されることに備え,事前に院内感染を Never Events に含めた経緯がある.

引用文献

American Hospital Association (AHA): American Hospital Association comments to the Senate Finance Committee on transforming the health care delivery system: Proposals to improve patient care and reduce health care costs, 2009 http://www.aha.org/aha/content/2009/pdf/090515-comments-del-system-reform.pdf (Accessed January 25, 2010)

Arah OA, Klazinga NS, Delnoij DM, ten Asbroek AH, Custers T: Conceptual frameworks for health systems performance: A quest for effectiveness, quality, and improvement. International Journal for Quality in Health Care 15: 377-398, 2003

Bernstein SJ, McGlynn EA, Siu AL, Roth CP, Sherwood MJ, Keesey JW, Kosecoff J, Hicks NR, Brook RH: The appropriateness of hysterectomy. A comparison of care in seven health plans: Health Maintenance Organization Quality of Care Consortium. The Journal of the American Medical Association 269: 2398-2402, 1993

Bhalla R and Kalkut G: Could medicare readmission policy exacerbate health care system inequity? Annals of Internal Medicine 152: 114-117, 2010

Braun BI, Koss RG, Loeb JM: Integrating performance measure data into the Joint Commission accreditation process. Evaluation & the Health Professions 22: 283-297, 1999

Brennan TA, Leape LL: Adverse events, negligence in hospitalized patients: Results from the Harvard Medical Practice Study. Perspectives Healthcare Risk Management 11(2): 2-8, 1991

Casalino LP, Alexander GC, Jin L: General internists' views on pay-for-performance and public reporting of quality scores: A national survey. Health Affairs 26: 492-499, 2007

Centers for Medicare & Medicaid Services (CMS): CMS updates the national hospital quality measure acute myocardial infarction set for discharges as of April 1, 2009, 2008 http://www.cms.hhs.gov/HospitalQualityInits/Downloads/HospitalAMI-6FactSheet.pdf (Accessed January 25, 2010)

CMS Hospital Pay-for-Performance Workgroup with Assistance from the RAND Corporation: U.S. Department of Health and Human Services Medicare Hospital Value-Based Purchasing Plan Development, 2007 http://www.cms.hhs.gov/AcuteInpatientPPS/downloads/hospital_VBP_plan_issues_paper.pdf (Accessed January 25, 2010)

第 11 章 臨床指標を用いた医療の質のベンチマーク

Chassin MR and Galvin RW: The urgent need to improve health care quality: Institute of Medicine National Roundtable on Health Care Quality. The Journal of the American Medical Association 280: 1000-1005. 1998

Copnell B, Hagger V, Wilson SG, Evans SM, Sprivulis PC, Cameron PA: Measuring the quality of hospital care:An inventory of indicators. Internal Medicine 39: 352-360, 2009

De Vos M, Graafmans W, Kooistra M, Meijboom B, Van Der Voort P, Westert G: Using quality indicators to improve hospital care: A review of the literature. International Journal for Quality in Health Care 21(2): 119-129, 2009

Donabedian A: Evaluating the quality of medical care. Milbank Memorial Fund Quarterly: Health and Society 44: 166-203, 1966

Epstein AJ: Do cardiac surgery report cards reduce mortality? Assessing the evidence. Medical Care Research and Review 63: 403-426, 2006a

Epstein AM: Paying for performance in the United States and abroad. The New England Journal of Medicine 355: 406-408, 2006b

Gassiot CA, Searcy VL, Giles CW: The Medical Staff Services Handbook: Fundamentals and Beyond. Jones and Bartlett Publishers, Sudbury MA, 2007

Glickman SW, Ou FS, DeLong ER, Roe MT, Lytle BL, Mulgund J, Rumsfeld JS, Gibler WB, Ohman EM, Schulman KA, Peterson ED: Pay for performance, quality of care, and outcomes in acute myocardial infarction. The Journal of the American Medical Association 297: 2373-2380, 2007

Glickman SW, Schulman KA, Peterson ED, Hocker MB, Cairns CB: Evidence-based perspectives on pay for performance and quality of patient care and outcomes in emergency medicine. Annals of Emergency Medicine 51: 622-631, 2008

Groene O, Skau JKH, Frolich A: An international review of projects on hospital performance assessment. International Journal for Quality in Health Care 20(3): 162-171, 2008

Grossbart SR: What's the return? Assessing the effect of "pay-for-performance" Initiatives on the quality of care delivery. Medical Care Research and Review 63: 29S-48S, 2006

Iezzoni LI: The risks of risk adjustment. The Journal of the American Medical Association 278: 1600-1607, 1997

Institute of Medicine: Crossing the Quality Chasm: A New Health System for the 21st Century. National Academies Press, Washington DC, 2001

JCAHO: Characteristics of clinical indicators. Quality Review Bulletin 11: 330-339, 1989

Jencks SF, Williams MV, Coleman EA: Rehospitalizations among patients in the medicare fee-for-service program. The New England Journal of Medicine 360: 1418-1428, 2009

Jha AK, Orav EJ, Epstein AM: Public reporting of discharge planning and rates of readmissions. The New England Journal of Medicine 361: 2637-2645, 2009

小林美亜・古場裕司・尾藤誠司・岡田千春・堀口裕正・三田晃史・伏見清秀：国立病院機構における医療の質評価の取り組み「医療の質の評価・公表等推進事業」における臨床評価指標に焦点をあてて．病院 69(11): 53-57, 2010

国立病院機構：平成 22 年度医療の質評価・公表推進事業における臨床評価指標　平成 23 年 3 月　http://www.hosp.go.jp/7,9502.html

Lindenauer PK, Rothberg MB, Pekow PS, Kenwood C, Benjamin EM, Auerbach AD: Outcomes of care by hospitalists, general internists, and family physicians. The New England Journal of Medicine 357: 2589-2600, 2007

Lohr KN: Medicare: A Strategy for Quality Assurance. National Academies Press, Washington DC, 1990

Lohr KN, Eleazer K, Mauskopf J: Health policy issues and applications for evidence-based medicine and clinical practice guidelines. Health Policy 46(1): 1-19, 1998

Mainz J: Defining and classifying clinical indicators for quality improvement. International Journal for Quality in Health Care 15: 523-530, 2003a

Mainz J: Developing evidence-based clinical indicators: A state of the art methods primer. International Journal for Quality in Health Care 15: 15-111, 2003b

Mattie AS, Webster BL: Centers for Medicare and Medicaid Services', never events: An analysis and recommendations to hospital. Health Care Manager 27: 338-349, 2008

Nelen WL, Hermens RP, Mourad SM, Haagen EC, Grol RP, Kremer JA: Monitoring reproductive health in Europe: What are the best indicators of reproductive health? A need for evidence-based quality indicators of reproductive health care. Human Reproduction 22: 916-918, 2007

Petersen LA, Woodard LD, Urech T, Daw C, Sookanan S: Does pay-for-performance improve the quality of health care. Annals of Internal Medicine 145: 265-272, 2006

Ryan AM: Has pay-for-performance decreased access for minority patients? Health Services Research 45(1): 6-23, 2009

Sackett DL and Rosenberg WM: The need for evidence-based medicine. The Royal Society of Medicine 88: 620-624, 1995

Stulberg J: The physician quality reporting initiative-A gateway to pay for performance: What every health care professional should know. Quality Management in Health Care 17: 2-8, 2008

Tompkins CP, Higgins AR and Ritter GA: Measuring outcomes and efficiency in medicare value-based purchasing. Health Affairs (Millwood) 28: w251-261, 2009

インターネット公開資料

i. The Joint Commission: Facts about ORYXR, 2010
http://www.jointcommission.org/AccreditationPrograms/Hospitals/ORYX/facts_oryx.htm (Accessed January 25, 2010)

ii. Centers for Medicare & Medicaid Services (CMS): Hospital compare, 2009
http://www.cms.hhs.gov/HospitalQualityInits/11_HospitalCompare.asp (Accessed

第11章 臨床指標を用いた医療の質のベンチマーク 211

January 25, 2010)
iii. Agency for Healthcare Research and Quality (AHRQ): Agency for Healthcare Research and Quality (AHRQ) Quality Indicators home
http://www.qualityindicators.ahrq.gov/ (Accessed January 25, 2010)
iv. Agency for Healthcare Research and Quality (AHRQ): Measuring healthcare quality
http://www.ahrq.gov/qual/measurix.htm (Accessed January 25, 2010)
v. New York State Department of Health: Cardiovascular disease data and statistics, 2009
http://www.health.state.ny.us/statistics/diseases/cardiovascular/ (Accessed January 25, 2010)
vi. Pennsylvania Health Care Cost Containment Council: Hospital performance report 2008 winter update, 2010
http://www.phc4.org/ (Accessed March 23, 2010)
vii. Oregon Health Policy and Research-Research & Data Unit: Oregon Hospital Quality Indicators, 2007
http://www.oregon.gov/OHPPR/HQ/ (Accessed January 25, 2010)
viii. Maryland Hospital Association (MHA): Quality indicator project
http://www.mhaonline.org/quality/quality-indicator-project (Accessed January 25, 2010)
ix. American College of Surgeons National Surgical Quality Improvement Program (ACS NSQIP): American College of Surgeons National Surgical Quality Improvement Program, 2008
https://acsnsqip.org/login/default.aspx (Accessed January 25, 2010)
x. The Leapfrog Group: The Leapfrog Group, 2009
http://www.leapfroggroup.org/home (Accessed January 25, 2010)
xi. National Quality Forum: National Quality Forum, 2010
http://www.qualityforum.org/ (Accessed January 25, 2010)
xii. Hospital Quality Alliance: Hospital Quality Alliance
http://www.hospitalqualityalliance.org/ (Accessed January 25, 2010)
xiii. Blue Cross and Blue Shield Association: Blue Cross Blue Shield of Michigan: Value partnership initiatives, 2009
http://www.bcbs.com/news/bluetvradio/pathway-to-covering-america/blue-cross-blue-shield-of.html (Accessed January 25, 2010)
xiv. Centers for Medicare & Medicaid Services (CMS): Reporting hospital quality data for annual payment update
http://www.cms.hhs.gov/HospitalQualityInits/08_Hospital RHQDAPU.asp (Accessed January 25, 2010)
xv. Centers for Medicare & Medicaid Services (CMS): Premier hospital quality incentive demonstration, 2010

http://www.cms.hhs.gov/HospitalQualityInits/35_ hospitalpremier.asp（Accessed January 25, 2010）

xvi. Centers for Medicare & Medicaid Services（CMS）: Physician Quality Reporting Initiative（PQRI）, 2009
http://www.cms.hhs.gov/PQRI/（Accessed January 25, 2010）

xvii. 京都大学大学院医学研究科・医療経済学教室：医療の質と経済性の評価・向上にむけて——診療パフォーマンス指標の多施設比較 Quality Indicator/Improvement Project（QIP）
http://med-econ.umin.ac.jp/QIP/（2010年12月16日アクセス）

xxiii. 全日本病院協会：診療アウトカム事業　http://www.tmha.net/outcome/main.html（2010年12月16日アクセス）

xix. 日本心臓外科学会：日本成人心臓血管外科手術データベース
http://www.jacvsd.umin.jp/top.html（2010年12月16日アクセス）

xx. 社団法人日本外科学会：外科専門医制度と連携したデータベース事業について
http://www.jssoc.or.jp/other/info/info20100203.html（2010年12月16日アクセス）

xxi. 厚生労働省：平成22年度医療の質の評価・公表等推進事業の申請受付について
http://www.mhlw.go.jp/topics/2010/05/tp0514-1.html（2010年12月16日アクセス）

xxii. m3.com：3団体が「医療の質の評価・公表等推進事業」に参加
http://www.m3.com/open/iryoIshin/article/122847/（2010年12月16日アクセス）

xxiii. Centers for Medicare & Medicaid Services（CMS）: Eliminating serious, preventable, and costly medical errors-never events, 2006
http://www.cms.hhs.gov/apps/media/press/release.asp?Counter＝1863（Accessed January 25, 2010）

第12章　社会的共通資本としての DPC データ

橋本英樹・松田晋哉

1. はじめに

　社会共通資本とは社会を安定的に持続可能とする社会的装置であり，自然環境，公共サービスなどの社会的インフラストラクチャー，そして医療や福祉・教育などの制度資本の3つから成ると定義される(宇沢，2000)．

　医療提供制度が公共財であるからといって，その担い手である病院がすべて公益性を有するわけではない．また国公立病院であるから公益性が担保されている，とも言えない．救急などの非採算領域について「政策的医療」をしていることや，高度医療を地域に提供することだけが公共性を反映するわけではない．無視してはならないのが，病院の活動・機能に関する情報開示である．病院機関の公益性は，その活動内容・機能が地域の医療ニーズに即しており，さらにその経営意思決定が透明性の高い形で責任所在を明らかにして行われることにこそ求められる(Shortell and Casalino, 2008)．また公共財としての医療サービスの配分に責任を持つ国・公的保険者は，提供するサービスの質をモニターし，医療提供者側に対して医療サービスの価値を高め，効率的な資源配分を行うための交渉を被保険者に代わって行うことが求められている(Hsiao, 2007)．

　本章で第1に取り上げるのは，上述した意味での公益性を担保する社会的インフラとしての病院医療情報システムである．「情報システム」というと，電子カルテなどの話に終始しがちであるが，それは公益性とは無関係である．本章で取り上げる病院医療情報システムとは，収集される病院医療情報を意味あるものにするための社会的仕組みを広く指している．

　情報が意味を持つには，信頼性ならびに妥当性が高く，さらに比較可能性を持っていなくてはならない．その必要条件となるのが「標準的な様式・定義」に沿って情報が収集されていること，である．そうした様式を定め，医療技術

の変遷に合わせてバージョンアップしていくことは，個々の病院機関や特定の民間組織で賄うには費用も手間もかかりすぎる．また，そこに競争を導入しても効率の向上にはつながらない．道路整備と同じことで，そうした情報標準様式は，社会の共有財産として公的な管理に付されることが望ましい．つまり，医療情報の標準化・比較可能性・可視化を支える仕組みそのものが社会共通資本なのである．

本章で第2に取り上げるのは，そのような標準様式によって収集された医療情報そのものである．1つの病院機関内の様々な部署から日常的に発生する業務データ（診断名，臨床データ，オーダーリング情報，診療明細情報などなど）は，病院組織レベルで統合化され，その病院機関の臨床管理や経営活動を支える「戦略的情報」となる．それが1つの組織を越えて，複数の組織との間で比較可能になると，「ベンチマーキング」という新しい機能を持つようになる．さらにそれが地域・全国レベルで統合化されることで，地域医療計画などの医療保健政策立案に資する政策的データに拡張されうる．地域・全国レベルで収集された標準化データは，個人情報保護に十分配慮したうえで，広く公開利用されるようになれば，そのデータそのものが社会共通資本としての価値を帯びるようになる．ただし，それだけの悉皆性の高いデータ，ないし代表性の高い標本抽出による大規模データは，設計・構築・維持にかかわる管理コストを考えれば，その実現は社会的事業として位置づけられるべきものである．後述するように，米国などではすでに，数多くの大規模データベースが公的に構築され，公開利用に付されている．

以下では，公的なデータ収集の枠組みと，データの公開利用の2点について，主に米国の先行事例と国内の日本版診断群分類データベース（以下DPCデータベース）の動きについて紹介しつつ，「社会共通資本としての医療情報システム」の可能性と課題について考察・提言することとしたい．

2. 社会共通資本としての標準データ様式

2.1 米国の事例：診断群分類

公的に整備された標準データ様式のよい例として診断群分類がある．すでに

他章で繰り返し触れられているように，診断群分類とは医療情報の標準化の1つの形態であり，マネジメント技術を病院管理に導入するうえで大きな役割を果たしてきた(橋本，2010；松田，2007)．米国をはじめフランス・ドイツ・オーストラリア・韓国など，診断群分類を導入している国ではいずれも，標準コードや分類のコーディングアルゴリズムのバージョン管理・ルール設定のために，第三者的な公的情報管理機関が設立され，公的責任のもとで分類システムが管理されている(松田，2005)．

こうした「公的な情報様式の規制」が，一般的に政府の規制を嫌い民間による市場競争を主体とする米国において，なぜ歓迎されたかといえば，標準情報様式は競合性も排除性も持たないからである．すなわち標準情報様式は外交や国防などと同じく，純粋な公共財だからである．そのためには，公的な管理がなされ，信頼できるシステムとして運用・維持されなくてはならないものなのである．

こうしたコードや分類アルゴリズム，さらには情報仕様の標準化により，診療内容や診療プロセスの見直し・標準化が促進されたとともに，それらの活動を支える病院の診療情報システムは，単なる支払事務作業の電子化モジュールから，戦略的意思決定支援システムへと急速に発展した．米国ではそうした標準化の動きを決定づけたのが1996年に制定されたHealth Insurance Portability and Accountability Act (HIPAA)である．HIPAAは健康・保険に関する情報の電子的交換を促進するうえで必要な，個人情報保護のための規則と，電子的交換の効率性を高めるための情報の標準化規則の2つからなっている(http://www.hhs.gov/ocr/privacy/)．そこでは使用する病名・薬剤コードの指定や情報様式のプロトコールが詳細に定められ，移行期を経て，すべてのプロバイダーにプロトコール遵守を義務付けることとなっている．

2.2 日本の事例

わが国の診療報酬制度のもとで発達してきた診療報酬明細書(レセプト)は，保険償還のための明細を記した全国統一規格の請求書である．レセプト情報には，病名情報と詳細なプロセス情報，サービス受給者の人口学的情報，供給者番号など供給者情報も有している．したがってレセプトは，医療サービスの生

産量を提供サービスや対象者・地域・提供者の種別に詳細に記述するうえで貴重なデータソースとなっている．その情報量自体は，世界各国の診療報酬明細情報と比較してもトップクラスといえる．ところが近年電子媒体による診療報酬明細情報の提出が進んでいるにもかかわらず，依然その詳細情報を経営や政策立案・研究に活かしきれていない状態が続いている．その最大の理由として，病名標準化の遅れ，病名と診療行為の紐付けの欠如のために，情報の妥当性信頼性が保障されていないことが挙げられる．

2003年に特定機能病院で導入が始まったDPCによる評価制度では，病名は国際標準分類，治療行為については保険コード，そして薬剤・材料についても標準コードを採用し，入院目的と整合性をもった病名を付与させる統一の様式で診療情報の収集・提供を求めたことにより，わが国で初めて比較可能性の高い診療明細情報を構築することに貢献した．

DPCデータはさらに，提出情報の様式を標準化している．患者の基本情報や診断名・手術処置など，分類コーディングに必要な情報を含む「様式1」，診療明細・行為明細に相当するE/Fファイルは，それぞれ入力される項目の順番や変数タイプ・桁数などが細かく指定されている(本書第2章参照)．

標準コードや様式が整備されデータの比較可能性が生まれたことにより，病院間比較を行う病院団体や，ベンチマークを支援するビジネスなども生まれてきている(本書第2章ならびに第11章を参照)．このように公的に整備された枠組みを，民間レベルが競争的に活用することで，病院経営の効率化や診療の質の比較向上のための取り組みが進むと期待される．標準様式で集められ比較可能な同じデータがだれでも公平にアクセスできれば，たとえ利権の異なるグループの間でも，同じデータをそれぞれの立場から分析した結果を持ち寄ることを通じて，フェアに開かれた形で政策議論を進めることができるようになると期待される．

このようにわが国においても診断群分類による情報収集の公的整備が進みつつあるが，米国や諸外国と比較した場合，重大な欠陥を持っていることを指摘しておかなければならない．それは，分類コードや様式のバージョン管理・ルール設定について，管理責任の所在がまったくあいまいなままで放置されていることである(本書第2章参照)．DPC分類による支払い制度については，厚生

労働省保険局医療課が直接の担当となっているが，分類の改訂については，医療課は事務局を務めるだけで，関連学会の保険委員会の代表者からなる班会議に分類の見直し作業が任されている．しかし分類改訂作業の手順やルールは明確でなく，医療課の担当者や，学会側の担当者が変わるたびに，アドホックに作業が進められているのが現実である．DPC分類のコーディングについても，標準アルゴリズムが公的に示されず，DPC分類のコーディングの質には施設格差が見られ，アップコーディング（診療報酬が高い分類に意図的に振り替える）を許すことにもつながっている．

公的情報管理組織を設立し，標準コーディングアルゴリズムと分類のバージョン管理を公的責任のもとに行うことは，DPCが日本の医療制度・病院経営の公益性を確保するうえで欠かせない喫緊の課題となっている（松田，2005）．現時点ではDPCは社会共通資本としての基盤が極めて危うい状態にあることを強く認識しておく必要がある．

3. 社会共通資本としての標準データ

3.1 米国の事例

標準コードや情報様式の導入整備が進んだ結果，米国では1980年代から診療報酬情報を全国規模でデータベースとして整備する動きが見られていた．Nationwide Inpatient Sample (NIS)は，米国保健社会福祉省 (Department of Health and Human Services) の研究機関である Agency for Healthcare Research and Quality (AHRQ) が資金提供している Healthcare Cost and Utilization Project (HCUP) の一環として構築・公開されている (http://www.hcup-us.ahrq.gov/nisoverview.jsp)．学術研究機関，政府機関に限らず，医療保険・投資・製薬・コンサルタント会社などの営利企業に対しても提供されている．NISデータベースは，1988年にスタートした当初は10州程度だったが，2007年時点では全米40州1044病院が参加し，全米の約20%（年間約800万人）の退院患者データを有する巨大な診療報酬データベースに成長している．NISは集計データではなく，個票データ（ミクロデータ）で，診断名，主要処置・手術，入退院時の状態，患者特性（年齢・性・人種・居住地の所得中央値），支払保険種類，総請求額，在院日

数，病院特性(経営主体，規模，教育病院など)などの情報が含まれている．内容的には，ちょうど DPC データの様式 1 に総請求額を合わせたものにほぼ匹敵する．

　NIS データは保険請求様式に基づくデータを，各州の代表組織が集計・匿名化を図ったのち，全個票データを AHRQ に守秘義務契約のもと提供している．AHRQ では，それをさらにコードの振り直しなどのクリーニングを施し統一規格化を図ったうえで，最終的に匿名性を高めるために re-sampling を施している．ただし項目内容が詳しいことから，悪意をもってすれば個人同定を完全に防御できない．そこで使用申請にあたっては，個人の同定に用いないことなど倫理的規定についての簡単な e-learning を受け，遵守することを誓約・署名し違反した場合は訴追義務などを負うことなどが通知される．

　このほかに，NIS とファミリーを形成するデータベースとして，20 歳以下の子供の診療情報を集めた Kids' Inpatient Database や Nationwide Emergency Department Sample が，同じく AHRQ によって整備提供されている．さらにはこれらの各州別データベース(State database)も存在する．州によっては病院 ID も提供されていて，American Hospital Association Annual Survey File とリンクすることが可能になっている．これらのデータは HCUP Central Distributor を通じて，有料配布される．配布データは市販の統計ソフト(SPSS，SAS，STATA の 3 つ)に対応したテキストデータセットとして CD-ROM に収載されている．データの読み込みのためのアルゴリズムファイルは，それぞれの統計ソフトに対応して常にアップデートされた形で，AHRQ のホームページからダウンロードできるように公開されている．それをダウンロードすれば，だれでも簡単に分析用データセットを手にすることができる．また分析にあたってテクニカルサポートも受けられるようになっている．

　HCUP の特徴は，その組織にある．州ごとにデータ収集を担当する責任組織が異なる．州政府保健衛生担当部門であることもあれば，州によっては病院協会支部，なかには民間企業が事務局となっていることもある．いずれも，病院組織との信頼関係が深く，個人情報を含むデータを安全に取り扱う能力を持っている組織が選ばれており，そこで匿名化されたデータを AHRQ は受け取ることで，個別の個人情報保護のために必要な契約や倫理的手続きなどを免除

されている．資金はAHRQが提供しているが，連邦政府—州政府—民間組織の共同によって成立している巨大プロジェクトとなっている．HCUPが求められたわけは，民間・公的保険が入り乱れている米国で，あらゆる年齢層・保険種別について実態を把握することが求められていたからである．HUCPの提供する公開データは，学術論文（臨床・政策）やビジネス，政策立案などに幅広く利用され，社会インフラとしての役割を果たしている．

　高齢者向け公的保険であるMedicareと，貧困者・障害者向け公的保険であるMedicaidの管理監督を行うCenter for Medicare and Medicaid Service (CMS)は，AHRQと同じく，米国保健社会福祉省の下部組織である（日本でいえば，旧社会保険庁に相当する）．CMSは高齢者向け公的保険の保険者であるだけでなく，Medicare被保険者の医療施設での入院・外来サービス，在宅ケアサービス，ホスピス，介護施設における診断名，治療内容，治療期間，医療費支出，そしてサービス提供医療施設の情報を，Medicare Provider Analysis and Review File (MEDPAR)をはじめとするデータベースとして，研究者・政策関係者に1991年以降のデータについて提供している(https://www.cms.gov/IdentifiableDataFiles/05_MedicareProviderAnalysisandReviewFile.asp)．データ利用は，公的保険制度の向上に資する，公益性の高い研究・事業・政策立案に対して，個人情報保護を上回る社会的便益が認められる場合に限られているが，実際には研究や政策評価目的であれば広く利用が認められている．

　だれでもダウンロードできる集計データと，審査申請の必要な個票データが用意されている．個票データはPrivacy Act（プライバシー保護法）の規制対象となっており，申請にはデータ申請書・データ利用同意書などの提出が求められる．個票データはその情報項目の個人情報保護のレベルにより2段階のものが用意されている．Limited Data Set (LDS)は，誕生日・年齢・人種・性別・居住地などの個人同定情報を持たない．しかし健康情報などを詳細に含んでいるため，個人同定可能性が残っていることからPrivacy Actの規制対象になっている．Research Identifiable Files (RIF)は上記個人同定情報を含んだものとなっている．こちらは申請状・研究プロトコール・データ利用同意書・倫理委員会審査書・研究補助金交付証明書・研究者連絡先ほか情報などに加えて，LDSの利用審査よりは詳細な契約書類が必要となる(野口，2001)．

MEDPARデータ自体は，診療報酬明細情報であるが，CMSが管理している社会保障番号によって個人ごとに突き合され，パネルデータとして入院・外来を通じた情報が追跡できるようになっている．また健康社会福祉省が管理する，人口動態情報と社会保障番号を用いてリンクすることで，死亡情報(死亡時点と死亡原因)も保有できる．さらにNational Cancer Institute(国立がん研究所)との共同事業として，Surveillance, Epidemiology and End Results (SEER) program of cancer registriesと呼ばれるがん登録データベースにもリンクが張られている．これによって高齢がん患者の入院・外来データを死亡時点まで追跡することが可能となっている．

　利用審査の事務手続き，事前審査，使用許可の下りたデータの配布，上記データの利用上の注意や技術的アドバイスなどは，CMSから外注契約を受けているResearch Data Assistance Center (ResDAC)が引き受けている(http://www.resdac.org/)．ResDACは，ミネソタ大学内に設けられたNPO組織で，CMSの公開データを利用しようとする大学研究者・政府・非利益団体の研究者に対して申請書作成からデータ提供・利用の便宜・支援を図っている．疫学者・統計学者・医療情報研究者・医療政策学者などからなるコンソーシアムで，大学院修士レベルのスペシャリストが常駐し，電話での相談に応じている．このように政府組織外に，公益性の保たれた専門性の高い外部機関が存在し，公平・オープンな形で，だれでも要件さえ満たしていれば，データ利用を迅速かつ比較的安価に許される仕組みとなっている．その一方で，個人情報の取り扱いにあたっては同意書に厳しい規定が定められており，その遵守が厳密に求められ，違反した場合には民法上の賠償請求や刑法の処罰対象となる．

　米国の医療経済研究が，手法論の開発においても，理論モデルのレベルにおいても，わが国のそれと比較にならないほど高いレベルにあるのは，こうした大規模データが研究者に広く公開利用されていることと無関係ではない．また研究者の側も，政策的に意義のある検証を行うことで，机上の空論に留まることなく，研究成果を通じて社会貢献をしている自負を持っている．また，なによりも重要なのは政策論議を進めるうえで，これらデータベースを用いた実証的分析・評価の数値に基づくことを大前提としていることである．検証可能な数値を示さないで政策的議論をすることは論外とされているのである(市村,

2010).

3.2 日本の場合

先に触れたように，日本においてもやっと標準的コード・様式によってDPCデータが多施設から収集されるようになったことで，医療経済や医療政策の実証的分析と科学的根拠に基づいた政策論議が進むことが今後期待されるようにはなった．しかし現実的には，厚生労働省が収集しているDPCデータは，平成18年以降，統計法に基づく承認統計に指定されていながら，一度も個票利用申請に供与されておらず，事実上非公開の状態が続いている．DPCの制度評価を目的としている厚生科研指定のDPC研究班ですら，この承認統計データには触ることができない，極めて異常な状態が続いている．また平成15年から蓄積されてきているはずのデータについては，厚生労働省担当部局内でも管理責任があいまいな状態が続いており，過去にさかのぼってDPCデータの利用申請を行われたとしても，データが整備されていないため，物理的に個票利用の提供が困難な状態にある．

一方，厚生科研指定DPC研究班では，DPC支払い対象病院ならびに準備病院に対して，各病院が厚生労働省保健局医療課に提出しているデータと同じもののコピーを，班研究の目的に限定し守秘義務契約書を交わしたうえで，各施設から提出協力を受けている．平成23年度現在，同研究班はDPC対象・参加施設のうち900病院余りと守秘義務契約を交わし，年間約360万件ほどの退院症例データを分析のために整備している．また協力病院には，さかのぼって過去のデータの提出も併せて依頼し，研究班独自に過去の分類と現在の分類の転換テーブルを用意して，年次比較が可能なデータベースを整備している．平成23年度からは，データ収集の継続性・公益性をより高めるために，一般社団法人診断群分類研究支援機構を設立し，同法人を通じてデータを収集するスキームを開始している(http://dpcri.or.jp/)．

しかしこのデータベースは，あくまで特定の研究活動における限定的使用について許可を得ているだけなので，これを一般の研究者に公開することは許されていない．研究班以外の研究者や政策担当者にとっては，依然としてこの貴重なデータに触れることすら許されていない．また守秘義務契約に基づき，時

限つきでこのデータベースそのものがいずれは消去されることになっている．残念ながらDPCデータは社会共通資本とはなっていないのである．

近年わが国でもう1つ注目されているのが，レセプトの電子化・オンライン化の動きに連動した，レセプト悉皆データベース計画である．診療行為に関する既存統計として社会医療診療行為別報告があるが，毎年5月1か月分の実施情報で，しかも25万件程度の抽出情報しか入手できていない．このため，通年で特定の医療行為がどれだけなされたのか，など基本的統計がこれまで得られていなかった．また受給者の年齢や地域別に行為別統計を取ろうとすると，症例数が少ないため安定した推計値を出すこともかなわなかった．レセプトのオンライン化によって，全数を対象に迅速に診療行為別情報が収集できれば，こうした社会医療診療行為別報告の弱点をほぼ克服できることが期待されていた．2007年，老人保健法の一部改正ならびに高齢者の医療確保に関する法律の改正により，「医療費適正化計画」の一環として，厚生労働大臣が「医療に要する費用に関する地域別・年齢別・または疾病別の状況」について調査分析を行うことが定められた．そのために，省令で定められた方法により保険者は「必要な情報」を厚生労働大臣に提供しなければならないことと規定された．これとレセプトオンライン化の話が合体したところで，レセプト情報の全国データベース構想が生まれ，同年9月から「医療サービスの質の向上のためのレセプト情報などの活用に関する検討会」が厚生労働省保険局調査課・健康局生活習慣病対策室などが主管し，有識者・関係各団体代表を集めて議論を行った．そして2011年6月に，ついに2年間のパイロット事業として個票データの公開利用が開始されることとなった（http://www.mhlw.go.jp/seisakunitsuite/bunya/kenkou_iryou/iryouhoken/reseputo/）．

個票データは，全数について診療行為明細を含む詳細な情報が提供されることから，医療給付費推計の精緻化や，治療行為(薬剤など含む)の利用頻度の動向把握が飛躍的に進むと期待されている．使用申請にあたっては，研究の目的・分析計画・成果発表の形について計画書の提出が求められるとともに，データ利用を適切に行える体制が整っていることの証明や守秘契約などの手続きが必要となる．さらに，より広い利用を許すために，リサンプリング・コーディング処理などを施した匿名化データセットの作成についても，検討が進めら

れている.

　全国レセプトデータベースの利用が広まることで,医療経済研究や根拠に基づく政策論議に大きな変化が現れることが期待されているが,克服されるべき課題も残されている.まず,パイロット事業の段階では病院コードはすべてダミー化され,都道府県などの地域情報は「病院の匿名化」のために消去されている.医師会などへの配慮と思われるが,政策的分析を行ううえでは,医療給付費の医療機関間や地域間の差について検討ができず,大きな制限となっている.レセプトデータを,患者調査や医療施設調査とリンクできれば,改正医療法のもとで求められている地域医療計画に必要な病院機能調査や地域の医療ニーズの可視化が可能になるが,現時点ではこうしたリンケージは不可能である.

　ほかにも克服すべき課題は多い.まず病名コードの標準化や治療行為との紐付けが必要になる.これはレセプトの記載内容の変更が必要であり,それに相応した制度改正なり通知が必要になる.またレセプト情報を死亡統計とリンクすることができれば,医療技術の効果・安全性の判定や質評価に資する情報も手に入るが,これも社会保障番号がない現時点では,不可能である.個人情報保護の問題にも配慮が必要である.つまり,情報の標準化と個人情報保護のルールを規定する日本版の HIPAA が必要になる.すでに議論は始まっているものの,具体的な法制化の動きはまだ弱い.また,「公益に資する」ために情報管理の目的や管理責任体制が明確であることが最低限求められ,それを担う公的な情報管理組織が必要である.2010年4月に施行された改正統計法以降,内閣府統計委員会でもそうした組織の必要性は議論されているものの,各種統計の管理所有をめぐる省庁間の利権関係,支払基金などの公的団体の思惑,そしてシステム開発にからむ民間営利企業の思惑が重なり,事態を複雑にしている.現時点ではこの全国レセプトデータについても社会共通資本としての要件が満たされるかどうかは,余談を許さない状況にある.

4. 考察とまとめ

　以上,社会共通資本としての,診療情報の標準化枠組みとデータベースの構築・公開利用について,米国の事例の紹介と,日本国内の現状を対比して記述

してきた．わが国でも DPC や全国レセプトデータベースなどの，情報基盤が徐々に形成され，そこから得られる情報が，科学的政策決定に大きな役割を果たしつつある．しかし一方，その基盤はまだ盤石なものではない．米国では大規模ミクロデータを公開利用に供することにより，政策決定に必要な科学的エビデンスが蓄積され，その決定過程がわが国に比べれば透明性の高いものとなっている．こうした情報を国家であろうと，特定の企業であろうと，排他的に独占することは避けなくてはならない．情報基盤は非競合的・非排他的であってこそ，社会全体としての便益に貢献するものとなる．こうした理念的な必然性からだけではなく，維持管理のコスト面や個人情報管理のための責任体制を明確にするためにも，公益性の高い第三者的情報管理組織・制度の構築が絶対必要条件となる．それが現在わが国の診療情報システムが直面する，分水嶺となっている．

これに合わせて，日本版 HIPAA の制定も必要となる．さらに重要なこととして，こうしたシステムを支えるための人材育成もわが国では遅れていることを問題としてあげておかなくてはならない．統計・疫学・医療情報などに通じた大学院修士クラスの能力を持った人材を育成するためには，そもそもこうした大規模公開データに高等教育の過程から触れる機会を与えることが必要である．魅力ある個票データは，世界中から優れた英知をひきつける．経済・医療政策・疫学などの研究領域においても，政策決定においても，大規模で代表性が確保された個票データはいまや世界標準である．

こうした公的な枠組みでのデータ構築・公開について近年学術団体からも要望する声が強まってきている(政府統計匿名化データ利用に関する提言と要望　日本経済学会　2007年9月24日　http://www.jeaweb.org/jp/others/JEA0924.pdf)．その一方で学術団体側にも，学会としての共同データベース構築や，個人情報保護や情報流用などを防ぐための管理義務・責任・そしてそのための積極的な関与が求められている．すでに医療領域では外科系学会を中心に大規模症例レジストリーが平成23年1月より稼働している．外科系全国データベース(National Clinical Database)では，専門医制度の更新と結び付けることで，データ入力にある程度の強制力を持たせるとともに，各傘下学会が主導で，必要なデータ項目を選定し，質の向上や臨床研究の推進を目的としている(http://www.ncd.or.jp/)．

このように，社会的情報インフラの形成に，ユーザーとしてだけでなく，構築主体として学術団体がより積極的な役割を果たすことが，今後もますます求められるであろう．

医療提供の体制・制度という公共財を，限られた資源と直面する高齢化を乗り越えて，持続可能なものにするには，信頼性・比較可能性が担保された公共の資本となる大規模データと，それに基づく科学的政策評価・立案が不可欠である．無論，数字だけで政策に白黒つけることはできない．しかし利害対立を克服し，価値観を明確にした政策議論を公正で開かれた形で展開するには，共有できる「客観的証拠」があることが必要条件なのである．高度情報社会において，情報は力である．情報の公的基盤整備という民主的政策決定の絶対必要条件をわが国の大規模診療データベースが満たせるかどうかが，日本の医療政策の未来を握っているといっても過言ではない．

本章は「保健医療科学」（社会共通資本としての医療情報システム　橋本英樹　59巻1号10-16頁）の内容に加筆修正して作成したものである．国立保健医療科学院「保健医療科学」編集委員会には，加筆修正のうえ転載をご許可くださったことに深く感謝申し上げる．また加筆部分は，総合科学技術会議により制度設計された最先端科学最先端研究開発支援プログラム（「未解決のがんと心臓病を撲滅する最適医療開発」（研究代表者永井良三），サブテーマ：標準医療IT基盤システムの研究開発（サブテーマリーダー大江和彦））により日本学術振興会を通して一部助成された成果である．米国 Nationwide Inpatient Sample については，AHRQ の Dr. Anne Elixhauser へのインタビューならびに提供資料を参考とした．併せて謝辞申し上げる．

引用文献

橋本英樹：第15章2節　診断群分類，川名正敏・北風政史・小室一成・室原豊明・山崎力・山下武志編，循環器病学　基礎と臨床．西村書店，新潟，2010

Hsiao WC: Why is a systemic view of health financing necessary? Health Affairs 26(6): 950-961, 2007

市村英彦：第8章　ミクロ実証分析の進展と今後の展望．日本経済学会編，日本経済学会75年史——経済学はどこからやってきてどこに向かうのか．有斐閣，東京，2010

松田晋哉：オランダにおける医療制度改革．社会保険旬報 2263: 20-25, 2005

松田晋哉：基礎から読み解く DPC 第2版——正しい理解と実践のために．医学書院，

東京, 2007
野口晴子：公的に収集された医療情報の研究者への提供に関する一考察. 社会保険旬報 2097: 6-17, 2001
Shortell SM, Casalino LP: Health care reform requires accountable healthcare system. The Journal of the American Medical Association 300(1): 95-97, 2008
宇沢弘文：社会的共通資本. 岩波新書, 東京, 2000

索　引

ア 行

ISO27001　48
ICD-10　→国際疾病分類第10版
アウトカム　7, 35, 74, 191
亜急性期医療　163
アクセス　8-9
　──ログ　94
アップコーディング　217
暗号化　18
Eファイル　102-103
E/Fファイル　16-17, 22, 25, 88
一般社団法人診断群分類研究支援機構　221
医療計画　149
医療圏　149
医療施設調査　150
医療の質　3-4, 35, 46, 74
　──の評価・公表推進事業　204
SSL暗号化通信経路（HTTPS）　19
Fファイル　102-103

カ 行

外生要因　120
改善　53
ガイドライン　75, 88
回復期リハビリテーション病棟　169
開腹手術　64, 133
確率的フロンティア分析　115
過程　35　→診療プロセス も参照
患者調査　149
患者分類体系（Patient Classification System；PCS）　4
観測されない異質性　116
冠動脈インターベンション　184
冠動脈バイパス手術（CABG）　40
急性心筋梗塞　40
急性胆管炎　109
虚血性心疾患　156
クモ膜下出血　40
グルーパー・ソフト　21, 27
経皮的冠動脈治療　40　→冠動脈インターベンション も参照
ケースミックス分類　118　→患者分類体系 も参照
外科系全国データベース　224
原価計算　8
　活動量基準──　94
健康影響評価　98
行為情報マスター　24
行為抽出マスター　23
公開鍵方式（openPGP）　18
構造　35, 191
効率性測定　115
効力　44
コーディング　20
　──アルゴリズム　16
　──プログラム　21-22, 26
　──・ロジック　21, 24, 27
コード体系　6
国際疾病分類第10版（ICD10分類）　17, 63, 83, 91
固定効果　116-117
コブ・ダグラス（Cobb-Douglas）型生産関数　119

サ 行

在院日数　66
資源配分の効率性　132
施設症例数　109, 178
死亡率　40, 178
社会医療診療行為別報告　222
社会的共通資本　213
周術期　37, 68

索 引

重症度　7
　——情報判定マスター　24
集中治療室　40, 167-168
終末期ケア　162
需給バランス　8
樹形図　125
手術関連重症度判定マスター　24
手術・処置1　60
手術・処置2　60
術後感染　41
術式　63
術前日数　67
主要診断群　95-96, 151
受療行動　152
情報共通基盤　7
静脈血栓塞栓症　185
症例登録データベース　180
診断群分類　4-6, 15, 131
信頼性　52
診療ガイドライン　88, 109-110
診療活動量　94
診療行為明細　17
診療情報提供サービス　90
診療パターン　49
診療プロセス　57, 79　→プロセス，過程　も参照
診療報酬　5
　——明細書　215
生産関数　119
セキュリティ　16
セレクション・バイアス　135, 143
全国レセプトデータベース　223
全身麻酔　71
操作変数　135, 137-138

タ 行

退院サマリ　57
対応コード　59
大規模診療情報データ　54
多施設大規模臨床研究　80
妥当性　52
地域保健医療計画　149

虫垂炎　137-139
Diagnosis Procedure Combination(DPC)
　15, 47, 83-84, 88-89, 91-97, 131-133, 144, 150　→日本版診断群分類　も参照
DPC6判定マスター　23
DPCデータ　10, 47, 57, 102, 109, 112
出来高換算　17, 131, 134
電子カルテ　93-96
電子レセプト　8
点数表コードレセ電対応マスター　23
トランス・ログ(Trans-Log)型生産関数　117
トリートメント効果モデル　134, 136

ナ 行

内生性　133
二次医療圏　150
日本版診断群分類(Diagnosis Procedure Combination；DPC)　6　→Diagnosis Procedure Combination(DPC)　も参照
脳梗塞　105
脳卒中　39
　——データバンク　101, 106, 109

ハ 行

敗血症　76
HCFA(米国医療財政局)版DRG(HCFA-DRG)　5
必要病床数　149
病院機能評価　44, 46
病院別標準化死亡比　118
評価指標　152
標準アルゴリズム　217
標準化　6
標準コード　16
病床稼働率　164
病名標準化　216
品質変数　116
ファイル暗号化支援ソフト　18, 28
ファイル複合化支援ソフト　18
腹腔鏡下手術　64, 133
腹腔鏡下虫垂切除手術(K718-2)　137

索　引

複合化　18
フラグ　59
プロセス(過程)　36, 46, 191
　　──改善事例　48
分類毎日額定額(Per Diem Payment System；PDPS)　6
ベストプラクティス　191
変換マスター　24
ベンチマーキング　48-49
ベンチマーク　15
包括外対象点数　141
包括対象点数　141
保健医療福祉情報システム工業会(JAHIS)　21
保証(Quality Assurance)　53

マ　行

麻酔時間　71
マスターファイル　22
マンパワー　42
メディケア　5, 11, 177, 192
メディケイド　192

ヤ　行

薬剤コード　69
UICC分類　62
輸血　72
様式1　16, 25
予防的抗菌(抗生)剤　37, 68

ラ　行

ランダム化比較試験　179
リスク調整　76
　　──アウトカム　40
リハビリテーション　162
流出　155
流入　154
療養病床　159
臨床疫学研究　175
臨床研究　58, 79
臨床指標　42, 46, 51, 116, 192
　　──の公表　52

レセプトデータ　90, 98
レセプト電算コード　83, 93-94, 97
　　──マスター　22

アルファベット

Agency for Healthcare Research and Quality (AHRQ)　74, 177, 195, 217
American Hospital Association Annual Survey File　218
Barthel Index　104, 109
Center for Medicare and Medicaid Services (CMS)　194, 219
Charlson Comorbidity Index　76, 138
Constant Elasticity of Substitution(CES)　127
Diagnosis Related Group (DRG)　→診断群分類
DRG/PPS(prepayment system)　6
EBM(Evidence Based Medicine)　109
efficacy　→効力
Effectiveness　75
evidence-based　37
Health Impact Assessment　→健康影響評価
Health Insurance Portability and Accountability Act(HIPAA)　215
Healthcare Cost and Utilization Project (HCUP)　177, 217
Hospital Compare　195
Hospital Quality Alliance(HQA)　198
Hospital Quality Incentive Demonstration (HQID)　200
Hospital Quality Initiative(HQI)　195
Hospital Quality Measures　194
Hospital Standardized Mortality Ratio (HSMR)　→病院別標準化死亡比
hospital volume　→施設症例数
IMSystem　193
incidental parameters problem　127
instrumental variable(IV)　→操作変数
Japan Coma Scale(JCS)　103
Leapfrog Group　198

Major Diagnostic Category (MDC) →主要診断群
Medicare →メディケア
Medicare Provider Analysis and Review File (MEDPAR) 219
National Health-care Quality Report (NHQR) 196
National Quality Forum (NQF) 198
National Surgical Quality Improvement (NSQIP) 196
Nationwide Inpatient Sample (NIS) 177, 217
Never Events 199, 202
openPGP →公開鍵方式
ORYX Initiative 194
Patient Centeredness 77
Patient Safety 76
Pay for Performance (P4P) 89, 199
Percutaneous Coronary Intervention (PCI) →冠動脈インターベンション
Physician Quality Reporting Initiative (PQRI) 199-200
Privacy Act 219
Process →過程

Quality Improvement →改善
Quality Indicator/Improvement Project (QIP) 35, 47, 51
Reporting Hospital Quality Data for Annual Payment Update (RHQDAPU) 199-200
Research Data Assistance Center (ResDAC) 220
SEER‐Medicare Linked Database 187
Standardized Mortality Ratio (SMR) 76
Stochastic Frontier Analysis →確率的フロンティア分析
Surveillance, Epidemiology and End Results (SEER) 187, 220
The Joint Commission on the Accreditation of Healthcare Organizations (JCAHO) 193
Timeliness 76
Transient Ischemic Attack (TIA) 104, 107
True Fixed Effect Model 115
unobserved heterogeneity →観測されない異質性
Value-Based Purchasing Program (VBPP) 199, 202

執筆者一覧（執筆順，*は編者）

松田晋哉（まつだ　しんや）*	産業医科大学医学部公衆衛生学教室教授
伏見清秀（ふしみ　きよひで）*	東京医科歯科大学大学院医療政策情報学分野教授
今中雄一（いまなか　ゆういち）	京都大学大学院医学研究科社会健康医学系専攻医療経済学分野教授
堀口裕正（ほりぐち　ひろまさ）	東京大学大学院医学系研究科医療経営政策学講座特任助教
藤森研司（ふじもり　けんじ）	北海道大学病院地域医療指導医支援センター准教授
小林美亜（こばやし　みあ）	千葉大学大学院看護学研究科看護システム管理学講座病院看護システム管理学領域准教授
池田俊也（いけだ　しゅんや）	国際医療福祉大学薬学部教授
桑原一彰（くわばら　かずあき）	九州大学大学院医学研究院基礎医学部門医療経営管理学講座准教授
田﨑年晃（たさき　としあき）	済生会熊本病院経営企画部企画広報室長兼人事室長
副島秀久（そえじま　ひでひさ）	済生会熊本病院院長
岩渕勝好（いわぶち　かつよし）	山形市立病院済生館呼吸器内科長
平川秀紀（ひらかわ　ひでとし）	山形市立病院済生館館長
村田篤彦（むらた　あつひこ）	医療法人寿芳会芳野病院消化器内科部長
河口洋行（かわぐち　ひろゆき）	成城大学経済学部教授
橋本英樹（はしもと　ひでき）	東京大学大学院医学系研究科公共健康医学専攻教授
野口晴子（のぐち　はるこ）	早稲田大学政治経済学術院教授
泉田信行（いずみだ　のぶゆき）	国立社会保障・人口問題研究所社会保障応用分析研究部室長
康永秀生（やすなが　ひでお）	東京大学大学院医学系研究科医療経営政策学講座准教授

診療情報による医療評価
——DPCデータから見る医療の質

2012年9月26日 初　版

［検印廃止］

編　者　松田晋哉・伏見清秀

発行所　財団法人　東京大学出版会
代表者　渡辺　浩
113-8654 東京都文京区本郷7-3-1 東大構内
http://www.utp.or.jp/
電話 03-3811-8814　Fax 03-3812-6958
振替 00160-6-59964

印刷所　株式会社平文社
製本所　誠製本株式会社

©2012 The Health Care Science Institute
ISBN 978-4-13-060409-3　Printed in Japan

Ⓡ〈日本複製権センター委託出版物〉
本書の全部または一部を無断で複写複製（コピー）することは，著作権法上での例外を除き，禁じられています．本書からの複写を希望される場合は，日本複製権センター（03-3401-2382）にご連絡ください．

島崎謙治
日本の医療 — A5・4800 円

橋本英樹・泉田信行 編
医療経済学講義 — A5・3200 円

漆博雄 編
医療経済学 — A5・4000 円

川上憲人・小林廉毅・橋本英樹 編
社会格差と健康 — A5・3400 円

田中滋・小林篤・松田晋哉 編
ヘルスサポートの方法と実践 — A5・3800 円

広津千尋
医学・薬学データの統計解析 — A5・5400 円

金川克子・田髙悦子 編
地域看護診断［第2版］ — A5・2800 円

大内尉義・秋山弘子 編集代表／折茂肇 編集顧問
新老年学［第3版］ — B5・40000 円

ここに表示された価格は本体価格です．御購入の際には消費税が加算されますので御了承ください．